TINA KÖNIG

Auf Umwegen zum Kinderglück

TINA KÖNIG

Auf Umwegen zum Kinderglück

Vom unerfüllten Kinderwunsch
zum ersehnten Wunschkind

1. Auflage August 2014
Copyright © 2014 Tina König

Informationen zur Autorin:
Tina König
vertreten durch RA Andreas Lutz
Jakobstraße 20
70182 Stuttgart
Telefon: 0711-99598070

Kontakt zur Autorin:
www.tinakoenig.de
mail@tinakoenig.de

ISBN-10: 1499626991
ISBN-13: 978-1499626995

Für meine wundervollen Kinder.

Es macht mich glücklich Eure Mama zu sein!

Inhaltsverzeichnis

Prolog

Seit meiner Kindheit hatte ich ganz klare Vorstellungen davon wie mein Leben verlaufen sollte.

Mit spätestens 30 Jahren einen tollen Mann heiraten. Natürlich ganz in Weiß und mit einem großen Fest.

Direkt im Anschluss sollte unser erstes Kind auf die Welt kommen.

Spätestens drei Jahre später, das erschien mir der ideale Altersabstand, würde unsere Familie mit dem zweiten Kind komplett sein.

Als älteste Tochter meiner Eltern wollte ich für das erste Enkelkind sorgen, nicht meine drei Jahre jüngere Schwester.

Ich wünschte mir ein eigenes Haus mit einem großen Garten für unsere Kinder und uns.

Bis zur Geburt des ersten Kindes wollte ich arbeiten. Dann eine Pause einlegen, um mich mindestens jeweils drei Jahre lang voll und ganz der Kindererziehung zu widmen.

So war der Plan für mein Leben. Dass dies die Idealvorstellung war, aber eines dieser Ziele einmal fast unerreichbar sein würde und die Kinderwunschzeit eine meiner schwierigsten Lebensphasen werden würde, das war mir zu diesem Zeitpunkt noch nicht bewusst. Aber alles der Reihe nach...

Erstes Kapitel

2001 – Hochzeit, Temperaturkurven und erste Versuche

Rückblick

Meinen heutigen Mann Ralf lernte ich 1997 auf einer Party im Freundeskreis kennen. Es war Liebe auf den ersten Blick und uns war schnell klar, dass wir zusammenbleiben wollten.

Wir trafen uns fast jeden Abend, oft zu zweit oder auch mit unseren jeweiligen Freunden. Alle lagen auf einer Wellenlänge, so dass wir schnell einen großen gemeinsamen Freundeskreis hatten.

Nachdem unsere Beziehung im Laufe der Zeit immer fester wurde, beschlossen wir eines Tages zusammen zu ziehen. Wir fanden eine schöne Wohnung, die nahe der Stadt und trotzdem ruhig gelegen war. Viel unterwegs waren wir zu dieser Zeit, genossen unser Leben zu zweit und waren vor Lebensfreude kaum zu bremsen. Es war eine unbeschwerte Zeit, Ralf und ich hatten viel Spaß miteinander und unternahmen viel mit unseren Freunden. Er dachte nicht so schnell an Hochzeit und Kinder, sondern wollte sich damit noch Zeit lassen. Auch im Freundeskreis waren fast alle noch kinderlos. Glücklicherweise hatte Ralf aber dieselbe Vorstellung wie ich. Auch er wollte heiraten und Kinder haben, aber eben noch nicht jetzt gleich. Ich hatte allerdings meinen Plan vom Leben im Hinterkopf. Wobei es ja noch ein paar Jahre waren, bis ich 30 wurde.

So ging ein Jahr um das andere vorbei, wir waren jung und unbeschwert und flugs war ich 31 Jahre alt. Und war noch immer nicht verheiratet. So langsam konnte es meiner Ansicht nach etwas voran gehen, dachte ich mir. Ich forcierte den Lauf der Dinge etwas, indem ich Ralf einen Heiratsantrag machte. Ich war überglücklich, als er diesen annahm! Wir planten im Frühsommer zu heiraten.

Ein großes Fest sollte es werden. Mit mindestens 100 Gästen, darunter natürlich unsere Familien aber auch unsere vielen Freunde, mit denen wir ausgelassen feiern wollten.

Da ich bei meiner Hochzeit nun bereits 32 Jahre alt sein würde, beabsichtigte ich für meinen Teil, das Kinderthema rasch anzugehen. Am liebsten wollte ich noch vor der Hochzeit schwanger sein. Wenn es nach Ralf gegangen wäre, dann hätte ich aber erst nach der Hochzeit die Pille abgesetzt. Mir konnte es aber jetzt nicht schnell genug gehen. Ein paar Monate vor der Hochzeit sprach ich mit ihm und teilte ihm mit, dass ich die Pille nun absetzen wolle. Dabei stieß ich auf einen nicht ganz so begeisterten Ralf. Seiner Meinung nach sollten wir unbedingt bis zur Hochzeit warten, da wir ja richtig feiern wollten! Ich sagte ihm, dass sich mein Zyklus sicherlich erst einmal einpendeln müsse nach der langen Zeit der Pilleneinnahme und dass sicher so schnell nichts passieren würde. Zudem wolle ich meine Temperatur messen, um erkennen zu können, wann mein Eisprung stattfindet. Wir könnten ja an den fruchtbaren Tagen aufpassen, schlug ich ihm vor. Damit zeigte er sich einverstanden. So setzte ich die Pille nach 13 Jahren ab.

Anfangs fiel es mir sehr schwer meine Temperaturkurven zu verstehen. Ich hatte mich in den Jahren zuvor mit diesem Thema auch nicht befasst. Schnell kaufte ich mir zwei Bücher, um zu erfahren wie man am besten und schnellsten schwanger werden konnte. Und an welchen Tagen der ungeschützte Geschlechtsverkehr keine Schwangerschaft mit sich bringen würde.

Ich fand heraus, dass man dieses Vorgehen die „Natürliche Familienplanung" nennt. Dazu benötigt man ein Thermometer, ein Blatt Papier, auf dem man seinen

Zyklus festhält und einen Stift. Am ersten Tag der Periode wird die Temperatur (auch Basaltemperatur genannt) auf dem Zyklusblatt festgehalten. Dieser Tag gilt gleichzeitig als Zyklustag 1. Jeden Morgen direkt nach dem Aufstehen musste nun die Körpertemperatur gemessen und auf dem Zyklusblatt eingetragen werden. Wichtig dabei war, immer zur selben Zeit zu messen. Hat man einen Eisprung, so steigt die Körpertemperatur an. Dieser Temperaturanstieg dauert meist mehrere Tage. Hat sich in diesem Zyklus keine Schwangerschaft eingestellt, so sinkt die Temperatur am Ende des Zyklus wieder ab.

Allerdings las ich auch, dass zum Erkennen der fruchtbaren Tage die Methode der „Natürlichen Familienplanung" nicht sehr geeignet war. Denn war der Eisprung erst erfolgt, dann waren die fruchtbaren Tage schon fast vorbei. Um eine Schwangerschaft zu erzielen, muss man somit ein paar Tage vor dem Eisprung Geschlechtsverkehr haben. Über die nächsten Wochen und Monate beobachtete ich meine Temperatur sehr gewissenhaft. Allerdings fiel mir beim Betrachten meiner Zykluskurven auf, dass es keinen klaren länger andauernden Temperaturanstieg gab. Ich war etwas besorgt und machte mir bereits Gedanken. Ralf war es erst einmal ganz recht, da er ja sowieso bis zur Hochzeit warten wollte und ganz froh war, dass nichts passierte.

Hochzeit und erste Schwangerschaftsversuche

Mai 2001

Endlich war es dann soweit! Unsere Hochzeit war ein großes Ereignis, so wie wir es geplant hatten! Unterstützt wurden wir von unseren beiden Trauzeugen, meiner Schwester Andrea und ihrem Freund. Sie war zu dieser Zeit meine beste Freundin. Ich konnte alles mit ihr bereden, mir Rat und Hilfe bei ihr holen. Ich war sehr froh, sie an meiner Seite zu haben. Ihr Freund Jens war ein alter Bekannter von Ralf, die beiden kannten sich bereits seit vielen Jahren. Zu viert waren wir ein tolles Team und verbrachten viel Freizeit miteinander. Über unseren gegenseitigen Kinderwunsch hatten Andrea und ich schon öfters gesprochen. Die beiden wollten auch irgendwann heiraten, aber im Moment war noch nichts geplant. Auch Kinder waren in ihrer Zukunft einmal vorgesehen.

Wir verbrachten einen großartigen Hochzeitstag. Waren beide überglücklich als wir uns das JA-Wort gaben. Auch unsere Familien, unseren Trauzeugen und die vielen Freunde freuten sich über unser Glück. Es war einfach alles perfekt und wir feierten bis früh in den Morgen hinein! Später während unserer Kinderwunschzeit dachte ich oft: So glücklich war ich seit der Hochzeit nie mehr gewesen. Zum Glück wusste ich damals noch nicht wie lange und wie kräftezehrend ein unerfüllter Kinderwunsch werden kann...

Nach unserer Hochzeit waren wir direkt im Anschluss auf einer wunderschönen Hochzeitsreise. Ein zweiwöchiger Aufenthalt in der Karibik! Traumhaft schön, wunderbare Flitterwochen, in denen wir natürlich fleißig für den Kinderwunsch übten. Die Hochzeit war nun vorbei und mein Mann war völlig offen für ein Kind. Er war sowieso immer der Meinung, dass es sofort klappen würde! Aber es tat sich überhaupt nichts.

August 2001

Im August waren wir mit unseren Familien, das waren unsere beiden Eltern und unsere Trauzeugen auf einem Kurzurlaub in den Bergen. Als wir abends beim Essen waren, stellte die Kellnerin auf einmal Sekt auf den Tisch. Mir wurde ganz anders zumute, denn ich befürchtete etwas... aber dieses Mal hatte ich noch nicht recht mit meiner Ahnung, die sollte später im Jahr folgen. Es war „nur" die Bekanntgabe der bevorstehenden Hochzeit meiner Schwester und Jens. Ich freute mich sehr für die beiden. Vor allem auch darüber, dass sie die Zukunft gemeinsam planten. Unser Vierergespann würde damit zu einer Familie werden. Es war schön einen so netten Schwager zu bekommen, der sich auch noch prima mit Ralf verstand. Jetzt stand also deren Hochzeit an. Und zwar bereits im November, also in drei Monaten. Die beiden wollten erst einmal nur standesamtlich heiraten und eine große Party veranstalten. Es stand damit das nächste große Ereignis ins Haus.

Unsere Bemühungen in Sachen Kinder kriegen wurden auf diesem Kurzurlaub von meiner Mutter hinterfragt. Sie wollte wissen, ob und wann wir geplant hatten Kinder zu bekommen. Natürlich wollten wir das! Und zwar möglichst schnell! So war meine klare Aussage meiner Mutter gegenüber. Wir haben ein sehr gutes Verhältnis, meine Mutter und ich. Allerdings bin ich während meiner Kindheit ein extremes Papakind gewesen. Mein Vater zählte damals und auch noch heute zu meinen engsten Vertrauten. Und das, obwohl mein Papa während meiner Kindheit sehr viel im Ausland unterwegs war. Ich weiß heute noch, wie ich immer sehr traurig war, als er wieder einmal auf eine längere Reise nach Asien oder Afrika ging und wie sehr ich mich am Flughafen freute, als er wieder zurückkam, mit vielen interessanten Geschenken aus der Ferne im Koffer. Meine Schwester wiederum war eher zu meiner Mutter hingezogen. Wir waren in jeder Hinsicht eine Bilderbuchfamilie, in der alles passte und wie ich sie auch immer haben wollte. Ich war darüber sehr dankbar.

So war es auch nicht verwunderlich, dass wir in diesem Kurzurlaub beschlossen, im nächsten Sommer gemeinsam mit allen in den Urlaub zu fahren. Eine schöne Reise, Ralf und ich, meine bald verheiratete Schwester mit Mann, meine Eltern und meine Schwiegereltern. Das würde toll werden! Ich freute mich jetzt schon darauf.

Im Zuge der Vorbereitungen für Andreas und Jens Hochzeit waren wir eines Abends gemeinsam beim Essen. Dort holten mich der Kinderwunsch und meine Lebensziele wieder ein. Meine Schwester wusste bereits, dass wir seit längerem ohne Erfolg übten. Da eröffnete sie mir, dass sie nach der Hochzeit ebenfalls die Pille absetzen würde. Sie und Jens wollten nun auch bald nach der Hochzeit mit der Familienplanung beginnen. Diese Mitteilung setze mir ziemlich zu. Ich hatte mir doch immer vorgenommen, auf jeden Fall vor meiner Schwester ein Kind zu bekommen. Ich hatte ein richtiges Problem mit der Vorstellung, sie könnte vor mir schwanger werden. Das setzte mich natürlich noch viel mehr unter Druck. Bis zu deren Hochzeit waren es nur noch zwei Monate.

Erste Untersuchungen und der Einsatz von Clomifen

Mein nächster Gang war deshalb erst einmal zum Frauenarzt, da ich der Sache nun genauer auf den Grund gehen wollte. Ich ging mit meinen recht abenteuerlichen Temperaturkurven zu meinem Frauenarzt. Er hörte mir geduldig zu. Aber erzählte mir dann auch, es könne schon einmal ein bis zwei Jahre dauern, bis sich ein Zyklus eingependelt hätte und eine Frau schwanger sein würde. Vor allem nach einer langen Phase der Pilleneinnahme. Genau das wollte ich nicht hören! Ich drängte darauf etwas zu tun, möglicherweise konnte man mit Medikamenten darauf einwirken? Er war zwar nicht gerade begeistert, wollte mir aber dann doch helfen. Gegen meinen laut der Temperaturkurven fehlenden Eisprung verschrieb er mir das Medikament Clomifen. Dieses sollte ich die nächsten zwei Zyklen nehmen und weiterhin die Temperatur messen. Er erläuterte mir die Wirkung von Clomifen und ich war beruhigt. Durch die Einnahme der Tabletten würden die Eierstöcke stimuliert werden. Dadurch sollte ein Ei heranwachsen, das im Idealfall befruchtet werden könnte. Gesagt getan, der nächste Zyklus begann mit Clomifen und meine Hoffnung auf eine Schwangerschaft stieg.

Zunächst einmal hatte ich aber schwere Bauchschmerzen unter der Einnahme von Clomifen, was nicht sehr angenehm war. Brav maß ich aber weiter meine Basaltemperatur. Der Zeitpunkt der Hochzeit meiner Schwester rückte dann auch immer näher, ich war jedoch im ersten Clomifen-Zyklus wieder nicht schwanger geworden.

November 2001

Dann war es bei meiner Schwester soweit. Ihre Hochzeit war ein schönes Fest im kleinen Rahmen. Sie hatte mich ebenfalls als Trauzeugin auserkoren und ich kam diesem Amt sehr gerne nach. Ich organisierte im Vorfeld mit ihren Freundinnen einen gelungenen Junggesellinnenabend und einige Überraschungen für die Hochzeit. So war meine Schwester nun also auch verheiratet und begann damit, für eine Schwangerschaft zu üben. Es wurde für mich ein echter Wettlauf mit der Zeit. Ich steckte mir immer neue Ziele, an denen ich schwanger sein wollte. Ich nahm mir vor, an Weihnachten schwanger unter dem Weihnachtsbaum zu sitzen. Ralf dagegen verstand mich nicht. Weder in meinem Wettlauf gegen meine Schwester noch damit, dass ich so schnell wie möglich schwanger werden wollte. Er war nach wie vor völlig relaxed.

Bald schon kamen nun sowohl von der Familie als auch von Freunden die berühmten Fragen. „Wann ist es denn soweit mit Nachwuchs?" „Und, bist Du schon schwanger?" „Jetzt wollt Ihr sicher bald Kinder, oder?" Ich hasste sie jetzt schon, diese Fragen. Anfangs wich ich ihnen noch aus und verwies darauf, dass wir es noch nicht forcierten. Aber es war bereits jetzt schon schwierig die Antwort ehrlich rüberzubringen, da ich mir selbst ja nichts sehnlicher wünschte, als endlich schwanger zu sein. Auch die üblichen Sprüche wie „Geht doch mal in Urlaub, dann wird es schon klappen" oder „Ihr müsst Euch nur entspannen, dann wird es was" hingen mir schnell zum Hals heraus.

Was den Urlaub betraf, so planten wir jedoch in der Tat eine Reise. Wir prüften im Kalender meinen nächsten möglichen Eisprung, den ich in der zweiten Runde mit Clomifen erreichen sollte und buchten entsprechend einen Urlaub nach Dubai. Ein schönes Strandhotel, warmes Wetter, leckeres Essen, der Urlaub war wirklich wunderschön. Es tat uns gut, nach dem ganzen Stress zuhause einmal zehn Tage Zeit für uns zu haben. Wir genossen den Urlaub in vollen Zügen. Natürlich auch nicht ohne etwas für unseren Kinderwunsch zu tun. Der Aufenthalt war herrlich, aber brachte uns auch nicht das gewünschte Ergebnis in Form eines positiven Schwangerschaftstests.

Laut meinem Zykluskalender, den ich gewissenhaft führte, hatte ich unter der Einnahme von Clomifen beide Male einen Eisprung. Aber es hatte trotzdem nicht geklappt. Wieder stellte sich mir die Frage, warum klappt es damit auch nicht? Und ständig hatte ich im Hinterkopf, dass meine Schwester nun auch ohne Pille lebte.

Weihnachten 2001

Eigentlich wollte ich zu diesem Zeitpunkt schon schwanger sein. Trotzdem hatten wir ein sehr schönes Weihnachtsfest. Wir verbrachten es gemeinsam mit meinen Eltern, meinen Schwiegereltern, Andrea und Jens sowie Jens´ Vater. Ich fühlte mich sehr wohl im Kreise meiner Familie. Alles war so harmonisch und friedlich. Ich war froh, dass zumindest familiär alles in geregelten Bahnen verlief. Das gab mir sehr viel Halt.

Ende des Jahres las ich in der Zeitung eine Annonce über eine Kinderwunschpraxis ganz in der Nähe. Diese veranstaltete einen unverbindlichen Informationsabend. Dort wollte ich hin. Laut meinem Frauenarzt war dies zwar noch völlig unbegründet. Er hatte mich doch auf ein bis zwei Jahre Wartezeit verwiesen. Aber in einer Kinderwunschpraxis hatte man vielleicht ganz andere Möglichkeiten? Vielleicht könnte es dort schneller klappen? Nachdem ich Ralf davon erzählt hatte äußerte er, dass ein Informationsabend uns doch generell nichts bringen würde. Wenn dann sollten wir einfach gleich einen direkten persönlichen Termin vereinbaren. Ich war so froh, dass er diesen Vorschlag machte. Er merkte wie wichtig mir das Thema war und wollte dadurch unserem gemeinsamen Ziel näher kommen. Am selben Tag noch rief ich in der Praxis an und vereinbarte einen Termin. Allerdings erst Mitte Januar, da die Wartezeiten lang waren. Es gab wohl noch andere Paare, bei denen es nicht so einfach funktionierte. Eigentlich dauerte mir das wieder viel zu lange, aber ich konnte es nicht ändern. Das Thema Geduld bekam im Laufe der Jahre allerdings noch eine ganz andere Dimension. Eigentlich bestand die komplette aktive Zeit des Kinderwunsches aus einem reinen Geduldspiel.

31.12.2001

Silvester feierten wir eine wunderbare große Party gemeinsam mit unseren Freunden. Auch meine Schwester und mein Schwager waren mit dabei. Um Mitternacht hielten Ralf und ich uns fest in den Armen und ich wünschte mir für das neue Jahr einfach, dass unser größter Traum endlich wahr würde. Auch meine Schwester wünschte mir dies von ganzem Herzen. Sie war sehr ergriffen als sie mich umarmte, was mich ein wenig verwunderte. Aber kurze Zeit später sollte ich erfahren warum...

Zweites Kapitel

2002 – Neues Jahr, neues Glück?

Erster Besuch in der Kinderwunschpraxis und der tiefe Fall

Januar 2002

Unserem ersten Termin in der Kinderwunschpraxis sah ich mit großer Spannung entgegen. Was würde dort auf uns zukommen? Würden die Ärzte uns sagen können, dass wir bald ein Kind bekommen würden? Aufgeregt saßen Ralf und ich mit diesen Gedanken im Wartezimmer. Die Praxis war edel eingerichtet, sie befand sich in einem alten Haus mit knarrendem Dielenboden. Die Sprechstundenhilfen waren äußerst nett und drückten uns bei der Ankunft einen umfangreichen Fragebogen in die Hand. Diesen sollten wir im Wartebereich ausfüllen. Das Wartezimmer war voll. Teilweise waren Frauen alleine da, aber auch einige Männer saßen mit starrem Blick auf ihrem Stuhl. Es herrschte Stille. Hier trafen sich also die Paare, bei denen es auch nicht klappte. So wie bei uns. Wir waren nicht alleine!

Das Erstgespräch führte eine nette junge Ärztin. Wir gingen den Fragebogen durch, den wir im Wartezimmer ausgefüllt hatten. Sie schlug vor, zunächst einige hormonelle Untersuchungen vorzunehmen. Bei Ralf sollte das Sperma überprüft werden. Dabei konnte festgestellt werden, wie es um die Qualität seiner Spermien bestellt war. Ob die Schwimmer möglicherweise zu langsam waren, um ein Ei zu befruchten. Oder ob sie deformiert waren. Wir gaben beide eine Menge Blut ab. Ralf wurde zudem in den Raum gebeten, in dem die Männer ihre Spermaprobe abgeben. Nach guten 20 Minuten kehrte er zurück. Er war erfolgreich gewesen. Sein Sperma ruhte nun im Becher des Labors und wartete auf die Untersuchung. Eine komische Vorstellung war das. Aber wenn es für etwas gut war, warum nicht.

Ich fieberte die nächsten Tage den Ergebnissen der Untersuchung entgegen. Ich wollte doch möglichst schnell mit einer Behandlung beginnen. Einen Folgetermin zur Besprechung der Ergebnisse hatten wir bereits vereinbart, er sollte zwei Wochen später stattfinden. Grundsätzlich war ich sehr zuversichtlich und war beruhigt, da wir nun in professionellen Händen waren. Zu diesem Zeitpunkt wusste ich allerdings noch nicht, welches Repertoire der Fortpflanzungsmedizin wir ausschöpfen würden für den Versuch eine Familie zu gründen. Wie viele Niederlagen wir würden einstecken müssen. Und auch nicht, dass mich viele meiner Freundinnen überholen würden, die ihre Kinder nach ein paar Mal üben ohne Mühe zur Welt brachten. Ich wäre wohl verrückt geworden, hätte ich das im Voraus geahnt.

Ein paar Tage später unterhielten Ralf und ich uns wegen des geplanten Urlaubs mit der ganzen Familie, der für Juni geplant war. „Wir sollten diesen nun buchen" drängte er. Und er könnte die ganze Sache doch in die Hand nehmen. Nachdem alle bereits ihr Einverständnis gegeben hatten, benötigte er nur noch die persönlichen Daten für die Buchung. Ich freute mich sehr auf diese Reise, war es doch vielleicht mein letzter Urlaub ohne Kind? Denn dass die Behandlung nun zum Erfolg führen würde, darauf hoffte ich natürlich schwer.

Andrea und Jens ließen sich Zeit mit den Daten, Ralf musste nochmals nachfragen wann sie denn dazu kommen würden, uns diese durchzugeben. Komisch, die beiden waren sonst so zuverlässig. Dann rief ein paar Tage später Andrea bei mir an. Sie würden uns abends kurz etwas vorbeibringen, sie hätten doch noch eine Lampe von uns, die würden sie uns gerne zurück geben. Ich wunderte mich, hatte die Lampe schon fast vergessen, aber warum nicht. Wir freuten uns immer wenn sie vorbei kamen. Als ich an dem Abend, für den sich die beiden bei uns angekündigt hatten, abends vom Büro nach Hause fuhr, hatte ich auf einmal einen Geistesblitz! „Andrea ist sicher schwanger" fiel es mir wie Schuppen von den Augen. Mir wurde fast schlecht im Auto, als ich diese Gedanken hatte. Ralf erzählte ich natürlich nichts von meiner Vorahnung, er würde nur denken ich spinne.

Abends klingelte es und die beiden standen vor der Tür. Jens hatte die Lampe in der Hand. Begrüßung wie immer, ein paar Floskeln „wie geht's", „wie war Euer Tag", als Jens dann auf einmal loslegte und sagte „Wir können nicht mit in den Urlaub fahren, Andrea ist schwanger" – PAUSE – ich wusste gar nicht wie mir geschah. Hörte mich noch fragen wie weit sie schon sei, in welcher Woche. Wobei das jetzt eigentlich auch egal war. Sie sagte etwas von 6. oder 7. Woche, noch sehr früh. Aber sie mussten es uns eben jetzt sagen wegen dem anstehenden Urlaub. Und es könnte ja auch noch etwas schief gehen mit der Schwangerschaft. Und sie wären ja total überrascht gewesen, dass es gleich auf Anhieb geklappt hätte. Alles Weitere bekam ich nicht mehr mit. Ich brach mitten im Zimmer zusammen und wurde nur noch von Weinkrämpfen geschüttelt. Andrea versuchte mich zu trösten, sie wusste jedoch auch nicht so recht wie. Ralf stand sehr hilflos neben mir und auch Jens hatte keine Ahnung was er tun sollte. Ich kauerte auf dem Boden und weinte. Für mich war eine ganze Welt zusammengebrochen. Dass beide unsere Wohnung verließen bekam ich schon gar nicht mehr richtig mit. Ralf versuchte mich zu beruhigen, aber er hatte keine Chance. In meinem Kopf kreisten nur noch meine schwangere Schwester und dass ich es nicht geschafft hatte, das erste Enkelkind zur Welt zu bringen. Völlig hilflos und überfordert lag ich da. Ralf meinte wir sollten uns doch für die beiden freuen. Freuen? Wie sollte ich mich denn freuen? Es erschien mir so abwegig sich für jemanden zu freuen, der genau das hat, was ich gerne haben wollte. Sie war schwanger. Und zwar einfach so! Und nach so kurzer Zeit. Mir wurde ganz anders als ich an die kommende Zeit dachte. Meine Schwester und beste Freundin mit einem Babybauch. Der Gedanke war unerträglich für mich. Ich hatte zudem eine unbändige Angst, dass sich meine Eltern nun von mir abwenden würden. Jetzt würde sich erst einmal alles auf den kommenden Enkel konzentrieren. Ich war nun unwichtig. Irgendwann, Stunden später wankte ich vom Wohnzimmer ins Schlafzimmer, jedoch nur um später wieder aufzustehen und auf dem Sofa weiter zu weinen. Ich war fertig mit der Welt.

Am nächsten Morgen sah ich grauenhaft aus. Fast die ganze Nacht hatte ich durch geweint. Ich versuchte mich so zu schminken, dass man nichts sehen konnte, aber das war so gut wie unmöglich. Mein ganzes Gesicht und natürlich hauptsächlich die Augen waren total verquollen. Ich überlegte kurz, ob ich mich im Büro krank melden sollte, dachte mir aber auf der anderen Seite, dass etwas Ablenkung vielleicht auch gut tun würde. Also fuhr ich ins Büro, murmelte etwas von Stauballergie und dass wir den Keller ausgemistet hätten. Ob mir jemand glaubte wusste ich nicht, aber es war mir zu diesem Zeitpunkt auch egal. Ich wollte nur, dass der Tag so schnell wie möglich vorbei ging.

Die nächsten Tage verbrachte ich wie in Trance. Ralf sah alles nicht so tragisch, er verstand gar nicht um was es bei mir ging. Seine Worte waren immer, dass man sich für andere freuen sollte. Dass ich die Chance verpasst hatte, als Älteste für das erste Enkelkind zu sorgen, sah er nicht. Ich jedoch hatte in meinen Augen versagt.

Die nächste Zeit war furchtbar. Ralf war mir leider gar

keine Hilfe. Mir fehlten seine emotionale Nähe und sein Verständnis für meine Situation. Andrea, meine beste Freundin, war jetzt schwanger. Ich konnte und wollte erst einmal keinen Kontakt zu ihr haben, da ich sonst ständig in Tränen ausgebrochen wäre. Zudem hätte sie in ihrer Situation meine Probleme sowieso nicht verstanden, dachte ich. Den Kontakt zu meinen Eltern mied ich ebenso, da ich mir dachte ich wäre nun überflüssig, da ja meine Schwester für den ersehnten Nachwuchs sorgte. Auch im Büro war ich nicht bei der Sache, meine Leistungen ließen nach und ich bekam Probleme mit meinem Chef. Das Einzige was mich am Überleben hielt, war die geplante erste Behandlung in der Kinderwunschpraxis.

Denn mitten in diesen schlimmen Tagen war immerhin der Besprechungstermin in der Kinderwunschpraxis geplant. Grundlegende Probleme konnten nicht festgestellt werden. Lediglich meine Schilddrüsenwerte waren nicht ganz in Ordnung. Ich hatte wohl eine Schilddrüsenunterfunktion. Diese war aber mit Tabletten gut in den Griff zu bekommen. Dass die Schilddrüse eine wichtige Rolle beim Kinderwunsch spielte, wusste ich bis dahin auch nicht. Aber eine Fehlfunktion der Schilddrüse ist oft verantwortlich für einen unerfüllten Kinderwunsch. Daher war das ja schon einmal ein Anfang, diesen Problemherd beseitigt zu haben. Wichtig war nun eine ständige Kontrolle der Werte. Ansonsten war bei mir rein von den Blutwerten her alles in Ordnung. Auch Ralfs Schwimmer waren gründlich untersucht worden. Sie waren nicht so schlecht, aber auch nicht gerade berauschend. Man bescheinigte uns, dass es sicher auch ohne eine Behandlung wie die künstliche Befruchtung klappen könnte. Uns wurde vorgeschlagen, zunächst einen Versuch mit Hormongaben, einer Überwachung des Zyklus und gezieltem Geschlechtsverkehr vorzunehmen. Vielleicht führte dies zum Erfolg und ich konnte direkt nachziehen mit einer Schwangerschaft. Ich war froh, dass wir nicht direkt eine künstliche Befruchtung machen mussten. Davor hatte ich nämlich noch einen Heidenrespekt.

Um mit der jetzigen Situation besser klar zu kommen beschloss ich, mir eine Psychologin zu suchen. Ich hoffte auf eine Person, die mich verstehen konnte und meine Probleme ernst nahm. Bei Ralf war ich mit diesen Themen gerade nicht gut aufgehoben. Kurzfristig konnte ich einen Termin bei einer Psychologin vereinbaren, die auf ihrer Webseite damit warb, unter anderem auf Kinderwunsch-Themen spezialisiert zu sein.

Völlig verheult kam ich an meinem ersten Termin bei der Psychologin an. Es war komisch, bereits im Auto auf dem Weg dorthin kamen mir wieder die Tränen. Ich war einfach so fertig mit der Welt, bedauerte die gesamte Situation, sicherlich bedauerte ich auch mich selbst, aber hatte gleichzeitig keine Ahnung wie ich weitermachen und damit umgehen sollte. Das Gespräch war nett, es tat mir gut mit jemandem zu sprechen, aber insgesamt sagte mir die Frau nicht zu. Um sich jemandem völlig zu öffnen, sollte doch vor allem die Chemie stimmen, sagte ich mir. So blieb es bei diesem einen Termin.

Stattdessen meldete ich mich in einem Internet-Forum an, dem Wunschkinder-Forum. Dort gab es eine Plattform, auf der man sich mit anderen Betroffenen über Kinderlosigkeit austauschen konnte. Hier wurde alles diskutiert. Es ging um Behandlungen, Ursachen, schmerzliche Erfahrungen, positive und negative Erlebnisse. Hier tauschte ich mich über meine Sorgen und Ängste aus. Ich hatte von Anfang an das Gefühl, mit gleichgesinnten Frauen zusammen zu sein, wenn auch nur virtuell. Zudem kamen durch unseren Besuch in der Kinderwunschpraxis und die geplante Behandlung viele neue Themen und Begriffe auf mich zu. Nach diesen konnte ich hier stöbern und Antworten finden. Der Computer wurde in den nächsten Monaten zu meinem besten Freund. Zu jeder Tages- und Nachtzeit hatte man Ansprache und bekam mitfühlende Antworten. Es war schön zu sehen, dass man nicht alleine mit seinem Problem war. Gleichzeitig konnte man sich im Dschungel der Begriffe zu Recht finden und seinen Gefühlen freien Lauf lassen. Ich verbrachte viel Zeit im Forum und schloss die ersten Online-Kontakte mit anderen Frauen.

Auch aus unserem Freundeskreis zog ich mich mehr und mehr zurück. Auf der einen Seite hatten wir zwar immer viel Spaß miteinander, jedoch wurde ich seit der Hochzeit immer wieder aufs Neue angesprochen, ob ich denn nun schon schwanger sei. Dazu kam noch, dass ich seit unserem Besuch in der Kinderwunschpraxis wenig bis gar keinen Alkohol trinken wollte, da uns gesagt wurde, dass die Eizellqualität darunter leiden könnte. Wir hatten jedoch einen sehr trinkfreudigen Freundeskreis, auch Ralf und ich waren normalerweise keine Kostverächter. Jedoch wurde von unseren Freunden sehr schnell bemerkt, dass ich keinen Alkohol mehr anrührte. Die ständige Fragerei nervte mich ungemein. Ich befand mich in einem richtigen Zwiespalt. Einerseits wollte ich ja ein Kind und trank deshalb weniger Alkohol, auf der anderen Seite musste ich mir ständig Sprüche anhören wie „bist Du schwanger weil Du nur Apfelschorle trinkst?" Das nervte! Es nervte eigentlich die ganze Zeit, weil es nicht aufhörte und ich auch nicht schwanger wurde.

Mit Andrea hatte ich seit ihrer Schwangerschafts-Verkündung einige Zeit nicht mehr gesprochen. Ich wollte sie nicht anrufen und sie traute sich auch nicht sich bei mir zu melden. Ich hörte nur von Ralf, dass sich Jens bei ihm erkundigt hatte wie es mir inzwischen ging. Sie hatte mir allerdings einige Tage später einen Brief geschrieben. Eine sehr nette Karte mit lieben Worten. Sie schilderte mir, dass sie nicht wüsste wie sie mit mir umgehen solle. Dass es ihr leid tut, weil die Situation für mich so schlimm sei. Aber dass sie ja nichts dafür könne, dass es bei ihr so schnell geklappt hatte. Ich war sehr gerührt und musste natürlich beim Lesen des Briefes gleich wieder weinen. Auf der anderen Seite freute ich mich sehr, dass sie sich solche Gedanken über mich gemacht hatte und sich sorgte. Da ich nicht den Mut hatte zum Hörer zu greifen, entschied ich mich, ihr ebenfalls einen Brief zurück zu schreiben. Dabei blieb es jedoch erst einmal. Ein Treffen war für mich zu diesem Zeitpunkt nicht möglich. Obwohl, oder gerade weil sie eben immer meine beste Freundin gewesen war, mit der ich alles besprechen und mich ausweinen konnte. Sie war von einem auf den anderen Tag weg und ich hatte niemanden mehr für meine jetzige Situation. Es war nichts mehr wie es früher einmal war. Meine beste Freundin war einfach von heute auf morgen wie weg.

Auch von meinen Eltern hielt ich mich erst einmal fern. Ich war nach wie vor der Meinung, dass ich nun abgeschrieben war. Ich zog mich sehr in mich zurück und keiner kam mehr an mich heran. Meine Eltern bemühten sich allerdings sehr um mich, riefen immer wieder an, sprachen mit mir, erkundigten sich nach mir. Ich kam mir jedoch nach wie vor überflüssig vor und interpretierte vieles falsch. Dabei liebten sie mich doch genauso wie vor ein paar Monaten. Bis mir dies klar war dauerte es aber eine ganze Weile.

Auch Ralf verstand mich in dieser schwierigen Zeit überhaupt nicht. Er konnte meinen Schmerz nicht verstehen und war mir keine große Hilfe. Er setzte alle Hoffnung in die Kinderwunschpraxis und darauf, dass ich schnell schwanger wurde, damit ich wieder „normal" werden könnte. Auch ich hatte mir ein neues Ziel gesetzt: Schwanger werden bevor Andrea entbindet. Dann könnte ich immerhin gleich nachziehen und würde nicht ganz ohne dastehen. Ich hatte also noch sieben Monate Zeit. Es war weiterhin ein Wettrennen.

Geschlechtsverkehr nach Plan und die erste Insemination

März 2002

Endlich war es soweit. Nachdem unsere Werte, vor allem die meiner Schilddrüse in Ordnung waren, durfte ich die Rezepte für unseren ersten Versuch in der Kinderwunschpraxis abholen. Dieser sollte mit Hilfe von Hormongaben unterstützt werden. Somit kaufte ich das verschriebene Gonal F, eine Fertigspritze. Die sollte ich mir nun die nächsten Tage in den Bauch spritzen. Wann genau ich mir die Spritze verabreichen musste war auf dem Behandlungsplan vermerkt, den mir die Praxis mitgegeben hatte. Ich hatte ziemlich Angst davor und fragte mich, ob ich es schaffen würde mich selbst zu spritzen. Am Abend machte ich es mir auf dem Sofa bequem, die Spritze in der einen Hand. Mit der anderen Hand zog ich eine Speckfalte an meinem Bauch hoch und jagte die Nadel hinein. Ich war überrascht, nach der ersten Überwindung war es ganz einfach und nach kurzer Zeit hatte ich bereits Routine.

Ein paar Tage später war der erste Ultraschall in der Praxis vereinbart. Man konnte sehen, dass sich zwei Follikel gebildet hatten. Ein gutes Ergebnis! Ein paar Tage später schon konnte der Eisprung ebenfalls medikamentös über eine Spritze ausgelöst werden. Auf meinem Behandlungsplan war nun der Termin vermerkt, an dem wir Geschlechtsverkehr haben sollten. Toll, dachte ich mir, jetzt sagt mir schon ein Arzt wann ich mit meinem Mann schlafen soll! Aber was sollten wir tun, ob wir Lust hatten oder nicht, die beiden Eier waren eben nur zu diesem Zeitpunkt befruchtungsfähig. Die Romantik beim Kinder Kriegen war somit völlig hinüber. Zwei Wochen später sollte ich zum Bluttest in die Praxis kommen. Ich war so gespannt, ob ich nun schwanger war! Während der Wartezeit, wir Mädels im Wunschkinder-Forum nannten sie auch immer „Warteschleife", hörte ich wie eine Wahnsinnige auf meinen Körper. Auf die ersten Anzeichen. Ich interpretierte alles und nichts in meinen Körper hinein. Mal dachte ich, ich wäre schwanger, mal war ich in einer völligen Depriphase und mir war fast schon klar, dass es nicht geklappt hatte. Der Morgen an dem der Bluttest anstand war schrecklich. Ich ging völlig zittrig in die Praxis und ließ mir Blut abnehmen. Am Nachmittag wollte sich die Praxis mit dem Ergebnis melden. Der ganze Tag war gelaufen. Ständig dachte ich daran, wie das Telefonat wohl ausfallen würde. Konnte es nicht erwarten und wollte es auf der anderen Seite gar nicht hören. Am Nachmittag dann ein knappes Telefonat: „Hallo Frau König, leider war der Bluttest negativ. Es tut uns leid". Ein Schock für mich. Wieder brach ich weinend zusammen, war kaum zu beruhigen und war wütend auf meinen Körper. Ralf war natürlich auch sehr enttäuscht. Aber wir wollten so schnell wie möglich weitermachen mit einem neuen Versuch und waren kaum zu bremsen.

In der Praxis sagte man uns, dass wir bis zum nächsten Versuch ein bis zwei Monate vergehen lassen sollten. Die Eierstöcke sollten sich zunächst etwas erholen. So lange warten! Ich konnte es nicht glauben. Die Zeit lief doch für mich in meinem eigenen Wettlauf gegen meine Schwester. Im August sollte mein Neffe oder meine Nichte geboren werden und es war schon fast April. Ich wollte bis zum nächsten Versuch eigentlich keine Zeit verstreichen lassen.

Aber die Praxis verordnete mir die Zwangspause.

Nach wie vor hatte ich parallel die Hoffnung, dass es einfach so klappen würde. Ich kaufte mir in der Apotheke einen großen Packen an Ovulationsstäbchen, auch LH-Tests genannt. Damit kann anhand des Urins festgestellt werden, wann die fruchtbaren Tage der Frau wahrscheinlich sind. Die Stäbchen funktionieren ähnlich wie Schwangerschaftstests. Verfärbt sich das Teststäbchen entsprechend, ist ein Eisprung in den nächsten ein bis zwei Tagen wahrscheinlich. Somit kann der günstige Zeitpunkt für den Geschlechtsverkehr herausgefunden werden. Ich wollte mithilfe dieser Methode auf eigene Faust überprüfen, ob und wann ich im kommenden Zyklus einen Eisprung hatte. Ich wollte keine Zeit unversucht verstreichen lassen.

Im Büro ging es zum Glück wieder etwas aufwärts für mich. Ich hatte mich berappelt und konnte neben all dem privaten Trubel sogar eine interessante Weiterbildung mitmachen. Das erste Seminar fand in Kürze statt und wurde in einem attraktiven Hotel durchgeführt. Ich freute mich auf neue Inhalte, neue Menschen und ein anderes Umfeld, wenn auch nur für die kurze Dauer des Seminars. Der Kinderwunsch stand natürlich immer noch an erster Stelle, aber ich hatte wieder Neues vor mir.

Was leider etwas ungeschickt war, das war die Tatsache, dass ich am zweiten Abend des Seminars ein LH-Stäbchen in der Hand hielt, das einen zweiten Strich zeigte. Mein Eisprung stand also kurz bevor. Allerdings lagen noch einige Tage im Hotel vor mir, denn das Seminar hatte erst begonnen. Ich war fertig mit den Nerven, endlich hatte ich einmal einen positiven LH-Test und war 100 Kilometer weit weg von zuhause. Ralf merkte mir am Telefon meine Verzweiflung an. Um mich wieder positiv zu stimmen und etwas aufzubauen, versprach er mir, sich abends nach der

Arbeit ins Auto zu setzen. Er wollte ins Hotel zu mir kommen. Nicht für ein romantisches Abenteuer, sondern nur für einen Zweck. Um mit mir zu schlafen, wie auf der Gebrauchsanweisung der Ovulationsstäbchen empfohlen war. Anfangs konnten wir über solche Aktionen noch lachen. Die Belastung nahm jedoch mit jedem Monat zu, in dem ich nicht schwanger wurde.

Mai 2002

Nachdem beide Zyklen, in denen ich mit Ovulationsstäbchen getestet hatte, nicht erfolgreich waren, stand ein weiterer Versuch in der Kinderwunschpraxis an. Ich drängte darauf, mit etwas härteren Bandagen zu kämpfen und so entschlossen wir uns, eine Intrauterine Insemination (IUI) durchführen zu lassen. Dabei werden die Spermien direkt über einen dünnen Schlauch in die Gebärmutter eingespritzt. Man erhofft sich dabei, dass mehr Spermien den langen Weg zur Eizelle überwinden können. Zudem wird das Sperma vor dem Einspritzen speziell aufbereitet. Nur die schnellsten und besten Spermien werden eingespritzt. Normalerweise wird diese Methode speziell dann angewandt, wenn die Spermien von schlechter Qualität sind. Ralfs Spermien waren jedoch relativ gut, zwar nicht zu 100% perfekt, aber laut Praxis würde es auch eventuell ohne eine Insemination gehen müssen. Ich wollte aber nun nicht mehr länger warten und es einfach so probieren, sondern drängte auf diese Methode. Schließlich war die verantwortliche Ärztin einverstanden und stellte mir die Rezepte aus, die wir dazu benötigen würden. Eine Sache, die ich nun noch erledigen musste, war die Genehmigung bei der Krankenkasse vorzunehmen. Im Idealfall würden 50% der Kosten von der Krankenkasse übernommen werden. Die anderen 50% der Behandlung würden an uns hängen bleiben, der sogenannte Selbstanteil. Ich vermutete schon, dass es ein kostspieliges Vergnügen werden würde.

Ich sollte für die Insemination erneut hormonell stimuliert werden, was bedeutete, dass ich wieder Hormone spritzen musste. Das machte mir aber in der Zwischenzeit nicht mehr viel aus, war ich ja durch den ersten Versuch bereits an die Spritzen in den Bauch gewöhnt. Im Gegenteil, ich freute mich riesig, dass es endlich wieder losging mit einem neuen Versuch. Und dann mit einer neuen Methode, es musste nun einfach klappen. Auch die Genehmigung bei der Krankenkasse war kein Problem. Das vorgefertigte Formular aus der Kinderwunschpraxis musste eingereicht werden und wenige Tage später hatten wir die Zusage, dass die Krankenkasse den üblichen Teil übernehmen würde.

Der Ultraschall zeigte nach den ersten Spritzen zwei Follikel und alle waren zufrieden. Wir konnten wie geplant den Eisprung auslösen und wurden 48 Stunden nach der Spritze wieder einbestellt. Dann musste Ralf seinen Teil erfüllen. Dazu wurde er in ein separates Zimmer beordert, in dem er sein Sperma in einen Becher abgeben musste. Komische Vorstellung, dass mein Mann sich in einem Zimmer einen runterholte und ich nicht dabei war! Aber es war nun mal so, dass ich sein Sperma über den Schlauch erhalten sollte und das ging nur auf diese Art und Weise. Nach einer guten Stunde war alles überstanden, ich musste noch eine halbe Stunde liegen, damit die Schwimmer in Ruhe an Ort und Stelle kamen und dann durften wir wieder gehen. Ich fühlte mich wunderbar, war zuversichtlich, dass ich in Kürze schwanger sein würde.

Was mir noch etwas Sorge bereitete war, dass ich für die Zeit der Warteschleife ein Wochenende in Stockholm geplant hatte. Es sollte ein Treffen mit vielen ehemaligen Mitstudenten sein, alle hatte ich viele Jahre nicht mehr gesehen. Ich hatte mich bereits Anfang des Jahres dazu angemeldet und wollte dieses Treffen natürlich auch unbedingt wahrnehmen. Allerdings riet mir die Praxis ab. Fliegen sei in der Warteschleife nicht gut. Ich war traurig, zwar ersehnte ich es natürlich unbedingt schwanger zu werden, aber ich wollte mir auch nicht meinen geplanten Kurztrip verderben lassen. Lange beratschlagten Ralf und ich und entschieden uns dafür, dass ich nach Stockholm fliege würde. Bei einer Schwangerschaft, die auf natürlichem Wege entsteht, wüsste man ja zum Zeitpunkt des Fluges auch noch gar nicht, dass man schwanger ist und würde keine Rücksicht darauf nehmen. Ich war froh, dass er so dachte und mich unterstützte.

Ich verbrachte ein sehr schönes Wochenende mit vielen altbekannten Gesichtern in Stockholm. Allerdings nicht ohne Zwischenfälle. Denn leider holte mich in der ersten Nacht eine heftige Blasenentzündung ein. Ich hatte wahnsinnige Angst, dass dadurch die Insemination und somit meine Chance auf eine Schwangerschaft zunichte gemacht werden würden. Zuerst die Angst wegen des Fluges und nun das. Ich entschloss mich literweise Wasser zu trinken, um die Blasenentzündung selbst wieder in den Griff zu bekommen. Somit stand ich jede Stunde in der Nacht auf, da ich sowieso auf die Toilette musste und trank im selben Zug pro Stunde einen Liter Wasser. Zum Glück half meine Wasserkur und es ging mir am nächsten Tag schon besser. Ich war vor allem froh, dass ich um einen Arztbesuch herum kam. Und hoffte natürlich weiterhin, dass sich in meinem Körper eine Eizelle befruchtet hatte und es sich bei mir gemütlich gemacht hatte.

Die letzten Tage der Warteschleife zogen sich in die Länge. Ich hörte wieder und wieder auf meinen Bauch, wollte die ersten Anzeichen erkennen, war mir aber nicht sicher, ob das Ziehen das ich hatte nun von einer

Schwangerschaft kam oder von den Progesteron-Tabletten, die ich noch während der gesamten Wartezeit einnehmen musste. Im Kinderwunsch-Forum hatte ich nämlich gelesen, dass die Einnahme von Progesteron in der Warteschleife ähnliche Symptome erzeugen würde, wie wenn man schwanger ist. Ich versuchte mich die letzten Tage zu schonen und hoffte und bangte. Aber trotz all meiner Bemühungen war auch die erste Insemination negativ und ich wieder tieftraurig.

Juni 2002

Nun waren wir seit einem Jahr verheiratet und es hatte sich noch immer nichts getan mit unserer geplanten Schwangerschaft. Nach und nach kamen nicht nur aus dem engen, sondern auch aus dem entfernteren Freundes- und Bekanntenkreis immer wieder Nachfragen wie „Na, wann ist es bei Euch soweit?" Ralf quittierte diese Sprüche immer mit den Worten „wir lassen uns noch Zeit". Er selbst fand die Situation nicht besonders schlimm, aber für mich war es jedes Mal eine Tortur. Es war furchtbar nach außen den Schein zu wahren, innerlich aber traurig zu sein und die Menschen anlügen zu müssen. Niemand ahnte, dass ich in mir einen großen Schmerz trug und wir beide sozusagen auf Befehl miteinander ins Bett gingen. Die Situation unseren Freunden und Bekannten gegenüber wurde für mich so unerträglich, dass ich Ralf ankündigte, ab sofort mit der Wahrheit herauszurücken. Es kostete mich zwar einige Überwindung es bei blöden Sprüchen oder Anmerkungen zu diesem Thema zu sagen wie es ist, aber es wirkte! Betroffenheit, teilweise Mitgefühl, aber auch viel Befremden kam mir entgegen. Mit der Zeit wurden die Stimmen leiser und verstummten bald. Sicherlich dachte sich jeder seinen Teil, wollte aber auch nicht näher nachfragen, da es sich ja immer noch um ein recht intimes Thema handelte. Immerhin hatte ich nun die nervigen Fragen und Anspielungen vom Hals. Es zeigte sich bereits in dieser Zeit der Offenheit aber auch, wer sich tatsächlich für uns und unsere Befindlichkeiten und Sorgen interessierte und wer nur oberflächliches Interesse zeigte.

Die Beziehung zu Ralf wurde für mich immer schwieriger, da ich den Eindruck hatte, dass er mich in meinem Schmerz nicht verstand. Während der Behandlungen waren wir zwar füreinander da, aber das Thema mit meiner Schwester war für ihn abgehakt. Wir sollten uns für die beiden freuen. Punkt. Es gelang mir jedoch nach wie vor nicht und ich fühlte mich alleine gelassen damit. Wir fanden zu diesem Zeitpunkt einfach keine vernünftige Basis. Ich vermisste Emotionalität bei ihm, fühlte mich mit meinen Problemen alleingelassen. Es fanden kaum Gespräche zwischen uns statt. Ich hatte fast den Eindruck, dass er alles abwehrte, was auf ein Gespräch zwischen uns hinauslief, in dem es um den Kinderwunsch oder meine Schwester ging. Somit stand ich mit meinen Problemen und Empfindungen ziemlich alleine da. Was natürlich dazu führte, dass ich immer mehr dicht machte. Auch zu Andrea selbst hatte ich nach wie vor keinen persönlichen Kontakt, es lief einiges über Briefe oder Emails, aber auch dies lies mit der Zeit nach. Ich musste mich einfach alleine mit der Situation abfinden und mich neu zurechtfinden.

Nichts desto trotz hatten wir natürlich eine weitere Insemination geplant, um mit dem Kinderwunsch weiterzukommen, denn die Devise von Ralf war wohl: Wenn ich erst schwanger bin, dann wird alles wieder gut.

Die zweite Insemination – ein Glücksversuch

Die zweite Insemination, die wir kurz darauf anvisierten, machte ich schon fast nebenher. Das Spritzen war ein Klacks. Ich hatte den Termin für die Insemination am Mittag. Da ich an diesem Tag unmöglich frei nehmen konnte, dachte ich mir für die Mittagspause eine gute Ausrede aus und fuhr zu meinem Inseminationstermin in die Kinderwunschpraxis. Ich hoffte, dass ich schnell drankommen würde, um dann wieder einigermaßen pünktlich ins Büro zurück zu kehren. Ralf hatte seinen Teil der Spermienabgabe bereits am Morgen erledigt, da er mittags einen geschäftlichen Termin wahrnehmen musste. So lag ich alleine auf der Liege, als die Ärztin das aufbereitete Sperma in meine Gebärmutter einspritzte. Wie schön, romantischer kann es ja gar nicht sein, dachte ich mir. Da wird man schwanger gespritzt, aber der werdende Vater ist nicht einmal dabei. Die Situation belastete mich, dass ich hier alleine lag, während mir das Sperma meines Mannes eingeflößt wurde. Tränen liefen mir herunter, ich wusste nun nicht ob vor lauter Freude über den neuen Versuch, ob vor Verärgerung, dass ich alleine hier lag oder einfach darüber, dass es nicht klappte und die Beziehung zu Ralf momentan so schlecht war. Aber ich konnte nichts daran ändern. Wie so oft.

Diese Warteschleife fiel dummerweise auch noch in die Sommerzeit, was mir irgendwie gar nicht passte. Ich war viel mit Kollegen unterwegs in der Stadt, wir feierten viel und ich durfte nichts trinken. Immerhin hatte ich seit langer Zeit einmal wieder viel Spaß an den Unternehmungen mit meinen Freunden und Kollegen. Es ging wieder aufwärts mit mir. Zwar nicht mit der Beziehung zu Ralf, aber immerhin hatte ich wieder an Lebensfreude gewonnen und konnte mich auch an anderen Dingen erfreuen. Und vielleicht klappte ja nun auch diese Insemination. Ich war wieder etwas zuversichtlicher, vielleicht lag es auch daran, dass Sommer war. Ich genoss es, mich mit anderen Menschen auszutauschen, zwar eher über belanglose Dinge, aber es gab Menschen mit denen ich sprechen konnte. Mit einigen wenigen auch über meine momentane Situation. Es tat mir gut verstanden zu werden. So hatte meine Offenheit mit diesem Thema doch auch einen positiven Nebeneffekt. Der Kontakt zu Andrea wurde immer dünner, aber ich hatte nach wie vor kein Bedürfnis sie zu sehen und mich über Schwangerschaft und Babys zu unterhalten. Zudem hatte ich große Angst davor ihren dicken Bauch zu sehen. Es hätte mich nur traurig gemacht.

Die Warteschleife ging einigermaßen schnell vorbei. Ich hatte während dieser Zeit einen vollen Terminkalender und achtete wenig auf das Zwicken und Ziepen, das ich ja auch von meinen letzten Versuchen her kannte. Ich ließ mich einfach treiben, war abgelenkt und dachte wenig an das Ergebnis.

Am Tag des Bluttests hatte ich einen geschäftlichen Termin bei einem Kunden. Morgens war ich schon früh in der Praxis gewesen, um Blut abnehmen zu lassen, machte mir aber keine großen Hoffnungen. Allerdings war ich seit zwei Tagen überfällig, was die Sprechstundenhilfe als sehr positiv empfand. Aber ich nahm ja immer noch Progesteron-Tabletten, dadurch konnte die Blutung auch aufgehalten werden, dachte ich mir. Und ich wollte mir lieber keine zu großen Hoffnungen machen. Außerdem war auch nichts anders als sonst. Warum sollte ich also dieses Mal schwanger sein? Wir vereinbarten, dass ich nach meinem geschäftlichen Kundentermin gegen Nachmittag in der Praxis anrufen solle um das Ergebnis zu erfragen.

Mitten im Kundentermin sah ich, dass ich eine SMS erhalten hatte. Von Ralf. „Wir sind schwanger" stand in der SMS geschrieben! Wie, ich? Ich sollte schwanger sein? Konnte nicht sein. Ich war völlig verwirrt, musste aber zunächst versuchen mir nichts anmerken zu lassen. Ich stahl mich bei nächster Gelegenheit aus dem Termin heraus, um schnellstens Ralf anzurufen. Zum Glück erreichte ich ihn gleich. Ich war völlig verwirrt und sprachlos. Aber es stimmte. Die Praxis hatte bei ihm angerufen, da sie dachten wir wollten das Ergebnis am liebsten gleich wissen und nicht erst am frühen Abend. Ich freute mich wie verrückt, konnte es aber auf der anderen Seite kaum glauben. Auch Ralf freute sich unglaublich. Der HCG-Wert war allerdings nur bei 58, was wohl nicht so toll sei, wie die Praxis sagte. Man müsse erst mal abwarten und ich solle in zwei Tagen wieder kommen, um einen erneuten Bluttest durchführen zu lassen. Die restliche Zeit des Kundentermins konnte ich an nichts anderes mehr denken. Ich war schwanger! Unfassbar. Wer hätte das gedacht! Am meisten freute mich, dass ich es geschafft hatte, noch vor der Entbindung meiner Schwester schwanger zu werden. Jetzt konnte mir nichts mehr passieren. Alles war wieder in bester Ordnung!

Abends zuhause angekommen umarmte ich erst einmal Ralf. Er war so glücklich, ich glaubte ihn so froh seit unserer Hochzeit nicht mehr gesehen zu haben. Er hatte bereits errechnet wann das Kind auf die Welt kommen würde. Sicherlich hatte er sich auch bereits über mögliche Namen Gedanken gemacht. Ich wollte nun aber der Sache mit dem HCG-Wert erst einmal auf den Grund gehen. Ich setzte mich gleich an den Computer um nach diesem Wert zu schauen. Im Forum sah ich eine Tabelle mit Werten, die man zu bestimmten Tagen haben musste, damit die Schwangerschaft in Ordnung sei. Ich sah recht schnell, dass meine 58 doch ein wenig niedrig waren, machte mir aber noch keine so großen Sorgen. Erst mal war ich schwanger.

Auch die nächste Kontrolle war in Ordnung, der Wert war gestiegen auf 100. Die Praxis sagte zwar es könnte noch immer eine nicht intakte Schwangerschaft vorliegen, aber wir sollten erst einmal abwarten. Voller Freude erzählte ich meinen Eltern und meiner Schwester, dass ich schwanger war. Alle freuten sich sehr. Meine Mutter jedoch ermahnte mich, dass noch etwas schiefgehen könnte, ich solle mich nicht zu sehr hinein steigern. Sonst würde ich nachher bitter enttäuscht werden, wenn etwas schief gehen würde. Andrea freute sich von ganzem Herzen für uns. Ich hatte den Eindruck auch sie war sehr erleichtert über meine Schwangerschaft. Auch meine Schwiegereltern erfuhren von unserem Glück. Ralf war nun nicht mehr zu halten. Bereits nach ein paar Tagen wussten einige unserer Freunde Bescheid. Zu früh wie ich fand. Aber ich wollte ihn nicht halten in seiner Freude.

Was wir nun noch klären mussten war unser Urlaub auf dem Kreuzfahrtschiff gemeinsam mit unseren Eltern. Es war der Urlaub, den wir im Januar gebucht hatten. Konnten wir mit wenn ich schwanger war? Unsere Eltern flogen in Kürze ab und wir sollten eine Woche später nachkommen. Unsere Praxis empfahl uns nicht zu fliegen, die Schwangerschaft wäre noch nicht so klar, wir waren völlig unsicher. Es sollte in Kürze leider von selbst entschieden werden.

Ein paar Tage später bekam ich im Büro (hier wusste noch niemand Bescheid) unheimliche Bauchschmerzen, ich konnte mich kaum mehr gerade halten. Ich rief voller Sorge Ralf an und traute mir nicht einmal mehr zu mit dem Auto zu fahren. Glücklicherweise holte er mich ab und wir fuhren schnurstracks in die Praxis. Es wurde geschallt, man konnte keinen Embryo sehen, da der HCG-Wert noch zu niedrig war. Der Arzt vermutete eine Eileiterschwangerschaft, dabei hätte man solche

Schmerzen. Es wurden nochmals die Blutwerte überprüft und wir mussten abwarten. Sollten die Schmerzen schlimmer werden, wäre eine schnelle Fahrt ins Krankenhaus wichtig, denn mit einer Eileiterschwangerschaft sei nicht zu spaßen!

Die Nacht verbrachte ich mit Schmerzen, die jedoch auch nicht schlimmer wurden. Auch die Blutwerte stiegen weiter, ich war zunächst krankgeschrieben. Ich rief meine Eltern im Urlaub an und erzählte von unserer misslichen Lage und dass wir die Reise nun schweren Herzens absagen mussten. Alle waren geschockt. Meine Eltern waren recht hilflos, dass sie mir in dieser Zeit nicht beistehen konnten. Wir selbst waren auch ratlos, da keiner wusste was los war. Als nach einer Woche die Blutwerte nicht mehr anstiegen und auch meine Schmerzen nachließen war klar, dass es vorbei war. Das Baby war abgegangen, es hatte sich um eine biochemische Schwangerschaft gehandelt. Eine Schwangerschaft, bei der die Werte so niedrig waren, dass man noch nichts im Ultraschall sehen konnte. Ich solle auf die Blutung warten und alle Medikamente absetzen. Es war alles vorbei. So schnell wie alles gut war, war das große Loch wieder da, in das ich geradewegs hineinfiel.

Auch Ralf war bitter enttäuscht, jedoch schafften wir es nicht, uns gegenseitig in unserer Trauer zu stärken und beizustehen. Er fraß alles in sich hinein und ich zog mich wieder mehr zurück. Seine Worte waren immer „es klappt sicher beim nächsten Mal". Er schaffte es auch schneller, sich damit zu Recht zu finden, da er sehr positiv in die Zukunft blickte, denn es hatte ja nun geklappt. Ich kompensierte meine Trauer damit, dass ich mit dem Joggen begann. Ich lief sozusagen alles aus mir heraus. Es tat mir sehr gut. Auch unsere Eltern waren natürlich traurig und bestürzt, als wir ihnen mitteilten, dass sie nun doch nicht Großeltern wurden.

Bauch- und Gebärmutterspiegelung und Geburt meines Neffen

Juli 2002

Ralf und ich gingen jeder auf unsere eigene Art und Weise mit der missglückten Schwangerschaft um. Was dabei am schlimmsten war, dass wir uns gegenseitig nicht in unserem Schmerz helfen konnten. Ich vergrub mich im Internet im Wunschkinder-Forum und lernte viele Frauen online kennen. Mit einigen davon kam ich in einen regen und intensiven Austausch. Es war schön verstanden zu werden und zu merken, dass es Menschen gab, die Ähnliches mitmachten. Mir half es sehr mich austauschen, um zu verarbeiten. Ralf war nach wie vor der Meinung, dass ein schnelles Weitermachen das Beste für uns sei. Dadurch würden wir schon aus dem Teufelskreis herauskommen, wenn ich endlich dauerhaft schwanger war. Ich sah das etwas anders, machte aber trotzdem mit, da ich ja eigentlich auch nichts mehr wollte als ein Kind.

Bei unserem nächsten Besuch in der Kinderwunschpraxis riet man uns zu einer Bauch- und Gebärmutterspiegelung. Dabei sollte überprüft werden, ob mit meinen Eileitern und der Gebärmutter alles in Ordnung sei. Schon in zwei Wochen konnte der Eingriff vorgenommen werden. Ich war etwas überfahren, jedoch stimmte ich zu, um zu sehen, ob in meinem Innenleben alles an Ort und Stelle war.

August 2002

So fand ich mich wie vereinbart an besagtem Morgen auf der Gynäkologischen Station des örtlichen Krankenhauses wieder, in dem der Arzt aus der Kinderwunschpraxis seine Belegbetten hatte. Er selbst wollte den Eingriff vornehmen. Nach einer kurzen Untersuchung ging es auch sehr schnell ab in Richtung Operationssaal. Eine halbe Stunde sollte die Operation dauern, länger nicht, meinte mein Arzt. Meine persönlichen Sachen brachte Ralf direkt in mein Zimmer, in dem ich nach der OP liegen sollte. Bangen Herzens verabschiedete ich mich von Ralf, der in meinem Zimmer warten wollte.

Als ich im Aufwachraum aus der Narkose zu mir kam, hatte ich fürchterliche Schmerzen. Eine Schwester kam auch gleich zu mir, fragte wie es mir ginge und ob ich weitere Schmerzmittel haben wollte. Ich bejahte und sie meinte noch so nebenbei, dass die Operation länger als geplant, nämlich fast zwei Stunden gedauert hätte. Mich riss es fast aus meinem Bett, trotz der Schmerzen. Zwei Stunden? Was hatten die denn alles gefunden und gemacht? Hoffentlich war meine Gebärmutter überhaupt noch in meinem Bauch? Hilfe! Ich wollte schnell alles wissen, bekam jedoch keinerlei Antwort von der Schwester. Nur den Hinweis, dass ja abends Visite wäre und man mir dann alles erklären würde. Ich bekam weitere Schmerzmittel verabreicht und fiel wieder in einen unruhigen Schlaf.

Kurz darauf kam ich dann auf mein Zimmer. Es lag bereits eine andere Patientin mir gegenüber. Ich schlief nochmals ein und wachte erst gegen Abend wieder auf. Ralf wartete bereits an meinem Bett. Ich war in diesem Moment sehr froh ihn zu haben. Zum Glück war soweit alles gut gegangen, ich machte mir jedoch Sorgen wegen der zwei Stunden, die die Schwester erwähnt hatte. Glücklicherweise kam am Abend mein Arzt zur Visite. Mit ernstem Gesicht kam er ins Zimmer, so empfand ich es zumindest. „So, Frau König, sie waren ja nicht so einfach", begann er. Sie hatten wohl in meinem Bauch und der Gebärmutter große Teile von Endometriose gefunden, bis nach unten zur Blase sei das Zeug gewuchert. Dann erschien noch ein anderes Geschwür in meinem Bauch, bei dem sie sich nicht sicher waren was es damit auf sich hatte. Ein weiterer Arzt musste deswegen im OP hinzugezogen werden. Das Gewebe sei nicht ganz eindeutig gewesen, sie wussten nicht ob es böse oder gutartig sei, aber das würde jetzt untersucht werden. Ich dachte ich höre nicht richtig. Hatte ich eben etwas von Bösartig gehört? Krebs? Mir wurde ganz kalt. Und mein Arzt sagte das in einem Ton, als sei es das Nebensächlichste der Welt. Man müsse jetzt eben abwarten, morgen würden die Ergebnisse vorliegen. Ach ja, und meine Eileiter seien so mittelprächtig. Den Rest hörte ich schon gar nicht mehr, ich war bei meinem Geschwür und dachte darüber nach was wäre, wenn es nun bösartig war. Was dann? Ich hatte plötzlich Panik. Dann halfen mir auch keine mittelprächtigen Eileiter wenn ich Krebs hatte. Ich begann zu weinen. Ralf versuchte mich zu trösten und meinte wir sollten doch jetzt erst mal die Ergebnisse abwarten. Leicht gesagt. Zwischen dem Ergebnis und jetzt lagen 24 Stunden. Wie sollte ich die denn überstehen? Er redete noch einige Zeit auf mich ein, bis ich mich etwas beruhigt hatte. Dann sagte ich ihm, das Beste wäre wohl wenn er jetzt nach Hause ginge. Ich glaube er war froh drum, dass er gehen konnte. Denn es gibt für ihn nichts Schlimmeres als Krankenhäuser. So war ich alleine mit meiner Angst. Da die Schwester beim Austeilen des Abendessens merkte wie mitgenommen ich war, bot sie mir eine Beruhigungstablette an, die ich dankbar annahm. Ich nahm ein paar Bissen zu mir und schlief dann glücklicherweise recht schnell ein.

Am nächsten Morgen riefen meine Eltern an, die gerade für ein paar Tage verreist waren. Weinend berichtete ich von dem Geschwür und meiner Angst. Sie sagten mir beide, dass sie gern bei mir wären und dass sie ein schlechtes Gewissen hätten, wieder nicht da zu sein, genau zu dem Zeitpunkt zu dem es mir wieder schlecht ginge. Meine lieben Eltern. Sie würden sich aufopfern für ihre Kinder. Ich bereute fast schon erzählt zu haben was los war. Wir vereinbarten, dass ich mich schnellstmöglich melden würde, wenn ich Näheres wusste.

In der Zwischenzeit erhielten meine Zimmergenossin und ich Zuwachs. Eine schwangere Frau, bei der kurzfristig Wehen eingesetzt hatten, sollte zur Beobachtung bleiben. Toll. Das hatte mir gerade noch gefehlt. Eine Zumutung wie ich fand. Man konnte doch keine Kinderwunschpatientin mit einer schwangeren Frau in ein Zimmer legen! Ungeheuerlich! Aber was sollte ich tun. Ich bemühte mich, nicht ständig auf ihren dicken Bauch zu schauen und lenkte mich mit Lesen ab. Auch Ralf kam am Vormittag vorbei und brachte mir meinen Laptop mit Internetanschluss mit. So konnte ich wenigstens ungestört im Internet surfen. Ich bat ihn am Abend während der Visite dabei zu sein. Natürlich hoffte ich ebenso, dass ich am Abend nach Hause konnte, denn es war eigentlich nur eine Übernachtung im Vorfeld vorgesehen gewesen. Als am Abend die Visite anstand, war ich sehr nervös. Zum Glück kam mein Arzt pünktlich und teilte mir mit, dass sich das Geschwür als gutartig herausgestellt hatte. Gott sei Dank! Ich war sehr erleichtert, genauso wie Ralf! Ich solle aber noch eine Nacht hierbleiben, da der Eingriff doch schwerer war als erwartet und so hätten sie mich heute nochmals hier zur Kontrolle. Glücklich über die Information, dass ich keinen

Krebs hatte, rief ich noch am selben Abend meine Eltern an, die wie ich sehr erleichtert und froh waren.

Am nächsten Morgen packte ich meine Sachen. Ich wollte nur noch raus hier! Ralf holte mich pünktlich ab und es ging nach Hause. Die Woche über war ich noch krankgeschrieben, sodass ich zuhause erst einmal im Internet schaute was ich nun mit dieser Endometriose anfangen sollte. Die Erklärung des Arztes war für mich sehr unpräzise gewesen und ich wollte wissen was ich genau hatte und worauf ich mich in Zukunft einstellen musste. Glücklicherweise erfuhr ich im Internet, dass Endometriose zwar Beeinträchtigungen mit sich führte, jedoch nach Entfernung meist kein Hindernis darstellte, was eine Schwangerschaft betraf.

Bei einer Endometriose handelt es sich um eine Wucherung der Gebärmutterschleimhaut. Sie setzt sich oft an verschiedenen Organen fest und kann deren Funktion behindern. Nachdem das Gewebe bei mir nun entfernt wurde, müsste es ja mit einer Schwangerschaft nun klappen wie am Schnürchen, dachte ich mir. Was mir jedoch auch bewusst war, vor der Entbindung meiner Schwester Ende August würde ich wohl nicht mehr schwanger werden und hatte so mein zweites Ziel auch wieder verfehlt. Ich fühlte mich wie ein Versager.

Ralf hatte mir zu meinem Geburtstag ein Wochenende in Hamburg geschenkt mit Besuch des Musicals „König der Löwen". Diesen Gutschein lösten wir Mitte August ein und verbrachten ein Wochenende in Hamburg. Der Musical-Besuch war für den Samstagabend geplant. Es war schönes Wetter und so standen wir vor der Vorstellung noch draußen und schlürften an einem Gläschen Sekt. Auf einmal piepste Ralfs Handy. Er schaute sofort drauf, war kurz etwas irritiert und wollte es schon wieder wegstecken. Ich fragte ihn neugierig wer denn etwas von ihm wolle.

Sein Zögern machte mich schon etwas stutzig. Schließlich antwortete er ruhig und gefasst, „eine SMS von Jens, das Kind ist da, es heißt Jonathan und wurde heute Morgen geboren". Mir fiel fast das Glas aus der Hand. Mir schossen die Tränen in die Augen und ich fing vor allen Menschen, die sich auf das bald beginnende Musical freuten, an zu weinen. „Wie heißt er?" wollte ich nochmals wissen. „Jonathan" entgegnete Ralf. Aber das war ja eigentlich nun auch egal. In diesem Moment war es fast wieder wie damals, als mir meine Schwester beichtete, dass sie schwanger sei. Alles um mich herum brach zusammen, ich stürmte weg von den Menschen die um uns herum standen an eine einigermaßen ruhige Ecke. Ralf folgte mir. Ich weinte bitterlich und konnte nicht mehr. „Was ist denn los?" wollte Ralf wissen. Was los war? „Meine Schwester hat ihr Kind bekommen!" schluchzte ich. „Ja und? Wir sollten uns freuen, dass der Kleine gesund ist" hörte ich aus Ralfs Mund. Ja, natürlich sollten wir das, aber meine kleine Schwester war gerade Mutter geworden, obwohl ich das für mich vorgesehen hatte und nicht für sie! Und warum musste das Kind denn jetzt schon kommen? Ich war noch gar nicht darauf vorbereitet gewesen, es war doch erst in zwei Wochen geplant! Dann hätte ich noch Zeit gehabt mich damit abzufinden und mich auf diesen für mich schrecklichen Moment vorzubereiten. Aber so? Von heute auf morgen? Es ging nichts mehr. Wieder hatte ich mich mit Ralf in der Wolle, der mich in keinster Weise verstehen wollte oder konnte. Er konnte einfach nicht nachvollziehen, warum dieses Ereignis für mich so schlimm war. Ein schönes Geschenk war das, jetzt standen wir hier, vor dem Musical, das in Kürze beginnen sollte, ich völlig verheult, mein Mann verstand mich nicht und ich war von jetzt auf nachher Tante geworden, obwohl ich das gar nicht wollte. Ralf schlug die Variante vor jetzt mal auf unsere Plätze zu gehen. Wahrscheinlich hoffte er, dass die Vorstellung schnell begann, dass er sich nicht um seine heulende Begleitung kümmern musste. Also gingen wir auf unsere Plätze. Die Vorstellung sah ich wie durch einen Schleier, die Tränen rannten nur so über mein Gesicht. Die Pause überstand ich mehr schlecht als recht. Eigentlich war es mir ganz recht, dass ich während der Vorstellung ungestört weinen konnte. So war ich alleine mit meinen Gefühlen.

Nach der Vorstellung fuhren wir mit dem Schiff wieder zurück. Die Heulkrämpfe hatten etwas nachgelassen. Ralf war inzwischen zur Tagesordnung übergegangen. „Sollen wir noch was Essen gehen?" fragte er mich. „Wie kannst Du jetzt an Essen gehen denken?" war meine Antwort. „Ich brauche wenn dann sehr viel Alkohol, damit ich nicht mehr daran denken muss." Und so gingen wir in Richtung der nächsten Bar, in Hamburg war es ja nicht so schwer eine zu finden. Auf dem Weg dorthin brach jedoch ein heftiges Wortgewitter zwischen uns los. Ich stand natürlich nach wie vor völlig neben mir und brachte dies auch zum Ausdruck. Ralf warf mir vor, dass ich mit meiner Verhaltensweise das ganze Wochenende versauen würde. Warum könne ich jetzt nicht einfach mal das Wochenende genießen? Es wäre doch nun mal klar gewesen, dass das Kind irgendwann kommt. Aber warum kam ich damit nicht klar wollte er wissen? Weil ich seit Monaten, seit der Schwangerschaft meiner Schwester genau vor diesem Augenblick Angst hatte. Sie hatte nun das was ich mir so sehnlichst wünschte. Und für meine Eltern war ich jetzt sicher auch abgehakt. Jetzt war erst einmal das erste Enkelkind, für das eigentlich ich sorgen wollte, an erster Stelle. Da brauchte ich mich in der nächsten Zeit gar nicht mehr blicken zu lassen. Das war zumindest meine Meinung. Für Ralf hatte ich also das Wochenende versaut. Ich war mal wieder völlig erschrocken darüber, wie wenig er sich in mich hinein fühlen und mich verstehen konnte. Es war einfach kaum auszuhalten. Anstatt mich in den

Arm zu nehmen musste ich mir anhören, dass ich mich mal beherrschen solle. Unser Wortgefecht endete damit, dass er mir sagte er wüsste nicht wie das mit uns weitergehen könnte. So gingen wir anstatt noch Essen zu gehen schweigend zurück ins Hotel. Ich weinte auf dem gesamten Weg zurück, er lief zwei Schritte vor mir ohne auf mich acht zu geben. Ich fühlte mich so alleine. Im Hotelzimmer gingen wir schweigend zu Bett und ich weinte mich in den Schlaf.

Am nächsten Morgen war noch immer Eiszeit zwischen uns. Wir gingen Frühstücken und sprachen nur das Nötigste. Ich hatte mich zum Glück etwas beruhigt und mit der Situation vertraut gemacht. Trotzdem konnte ich mir beim besten Willen nicht vorstellen, wie ich damit auf Dauer klar kommen sollte. Ich war in dem Moment nur froh, dass wir nicht zuhause waren, sondern weit weg. So kam ich immerhin darum herum ins Krankenhaus zu gehen, um einen Besuch bei den beiden abzustatten. Ich würde das Kind noch früh genug sehen. „Aber einen Anruf sollten wir schon tätigen um zu gratulieren", sagte Ralf am Frühstückstisch. Ja, da stimmte ich zu, das würde sich gehören. Und so wählten wir die Nummer meiner Schwester. Sie war auch gleich dran. „Herzlichen Glückwunsch" sagte ich. „Wie geht's Euch denn? Ist alles gut gegangen"? Meine Schwester hörte sich sehr glücklich an, als sie sagte „ja, alles wunderbar, vielen Dank". Ich wollte noch kurz wissen wie lange es gedauert hat und drückte noch aus, dass mir der Name meines Neffen sehr gefallen würde. „Wir kommen dann mal vorbei, wenn ihr wieder aus dem Krankenhaus raus seid" versprach ich. Dann hatte ich ja noch ein paar Tage Schonfrist, war mein Ansinnen. „Ja, wir freuen uns, wenn Ihr dann zu Besuch kommt" entgegnete sie. Dann kam Ralf noch an die Reihe mit seiner Gratulation. Ich war froh, war das auch erst mal überstanden. „Wir sollten ja ein Geschenk mitbringen wenn wir unseren Neffen besuchen" kam Ralf in den Sinn, als wir das Telefonat beendet hatten. Ja, das stimmte, ohne etwas sollte man nicht auftauchen. Und so kauften wir in Hamburg ein paar schöne Dinge zum Anziehen für den Kleinen. Wie gerne hätte ich diese Dinge für mein eigenes Kind eingekauft.

Eine Woche später hatte Andrea Geburtstag. Es wurde bei meinen Eltern gefeiert. Auch ich war eingeladen, in weiser Voraussicht hatte ich jedoch bereits für dieses Wochenende einen Ausflug mit ein paar Bekannten von mir geplant, eine Wanderung in den Bergen. Ralf war nicht mit dabei und so entkam ich erneut dem ersten Zusammentreffen mit der neugebackenen glücklichen Familie. Als ich jedoch meiner Schwester ordnungsgemäß zum Geburtstag gratulierte, lud sie uns ein zum Baby-Watching in der kommenden Woche. Jetzt hatte meine Stunde geschlagen, ich konnte mich nicht länger entziehen. Und so sagte ich unser Kommen zu.

Es war nun also soweit. Bepackt mit den gekauften Geschenken und einer Glückwunschkarte machten wir uns abends auf zu meiner Schwester, um persönlich zum Nachwuchs zu gratulieren. Ich hatte den ganzen Tag über Panik wie ich wohl reagieren würde. Ich hatte Angst davor, dass mir die Tränen kommen würden und ich mich nicht beherrschen könnte. Ralf freute sich nach wie vor sehr über unseren Neffen und war kein bisschen missgünstig. Im Gegensatz zu mir, ich platze vor Neid.

Die Begrüßung meiner Schwester war herzlich. Sie war auch ein wenig befangen, führte uns aber schnell zu dem kleinen Stubenwagen, in dem mein kleiner Neffe lag und friedlich schlief. Süß! Das war also ihr Kind. Irgendwie kam es mir immer noch unwirklich vor, dass darin das Kind meiner Schwester liegen sollte. Und dass sie nun so etwas kleines Liebenswertes hatte und ich nicht. Ich strich über seine kleinen Wangen, berührte ihn vorsichtig. „Lassen wir ihn am besten schlafen" sagte Andrea. „Er wird sicher bald wach, aber bis dahin können wir uns ja setzen" schlug sie vor. „Wir haben Euch noch eine Kleinigkeit mitgebracht für Jonathan, zur Geburt" sagte ich etwas unbeholfen und übergab unser Geschenk. Andrea freute sich sehr über die Päckchen und begann auch gleich mit dem Auspacken. Unser Schwager stand die ganze Zeit über etwas unsicher neben uns. Er hatte auch mitbekommen wie sehr mich das Ganze mitnahm, bereits während der Schwangerschaft. Sicher wollte er erst einmal abwarten wie ich reagierte. „Oh wie schön! Das sind ja tolle Sachen zum Anziehen" rief Andrea aus, „vielen Dank! Das ist aber ganz schön viel was ihr da gekauft habt"! Klar, wir wollten uns ja nicht lumpen lassen für meinen Neffen und hatten deswegen tief ins Portemonnaie gegriffen. „Sehr schön, wirklich. Da hat er ja noch lange etwas, das hier passt ihm gleich und das andere kann er später in einem halben Jahr tragen" überlegte Andrea nochmals. Unsere Geschenke waren also angekommen bei meiner Schwester. Jens bedankte sich auch bei uns und im nächsten Moment rührte sich etwas im Stubenwagen. Er wurde wach. Reckte sich und begann die Äuglein zu öffnen. Was für ein süßes kleines Baby, ich war so neidisch auf meine Schwester, die ihn gleich aus dem Wagen holte und zu sich herzog. „Ich glaube er hat Hunger. Bitte lasst Euch nicht stören, aber ich werde ihn mal kurz stillen" sagte sie. Wie sicher sie mit der Situation umging, dachte ich mir. Wie wenn es das Normalste der Welt wäre, machte sie ihre Brust frei und lies den Kleinen trinken. Wir setzten uns aufs Sofa und unterhielten uns mit den beiden, während der Kleine friedlich seine Milch trank. So langsam wurde ich etwas entspannter. Der erste große Schritt war getan. Ich hatte nicht geweint, sondern bisher alles einfach über mich ergehen lassen. Ich kam einigermaßen damit klar. Wir ließen uns noch erzählen wie die Geburt und die erste Zeit im Krankenhaus war, bevor wir uns verabschiedeten. Als wir draußen waren atmete ich erleichtert auf. Ich war stolz auf mich, dass ich den Besuch, vor dem ich so viel Angst gehabt hatte, mit großer Bravour gemeistert hatte. Auch Ralf war zufrieden. Sein Kommentar war „na so schlimm ist es ja nun nicht gewesen, oder"? Wie man es nahm. Schlimm war es schon, aber ich hatte mich eben wahnsinnig beherrscht und meine Gefühle soweit ausgeschaltet, dass ich den Besuch gut überstanden hatte. So schnell war ich allerdings nicht erpicht darauf, dasselbe wieder durchzumachen.

Die dritte Insemination

September 2002

Seit meiner kurzen Schwangerschaft waren nun drei Monate vergangen. Es hatte sich viel getan in dieser Zeit. Mein Neffe wurde geboren und ich hatte die Bauch- und Gebärmutterspiegelung hinter mir. Es konnte also weitergehen. Wir hatten die nächste Insemination geplant, denn durch das Ergebnis der Bauch- und Gebärmutterspiegelung sah ja alles recht zuversichtlich aus. Keine Hinderungsgründe in meiner Gebärmutter, somit müsste es doch relativ schnell wieder klappen, hoffte zumindest Ralf.

Ich war zu dieser Zeit allerdings überhaupt nicht bei der Sache. Es ging mir psychisch schlecht, ich hatte die Sache mit der Geburt meines Neffen Jonathan noch nicht verdaut und ich hatte weiterhin Probleme in der Beziehung mit Ralf. Er verstand einfach nicht warum es mir schlecht ging, er konnte mich nicht stützen und mir nicht so helfen wie ich es gebraucht hätte. Für ihn war alles in Ordnung wenn ich nur nichts über meinen Zustand oder meine Gefühle sagte. Nachdem mir dies über Monate hin klar geworden war, sagte ich einfach nichts mehr in seiner Gegenwart. Ich sprach mit anderen Menschen darüber oder fraß die Dinge in mich hinein. Früher war meine Schwester Ansprechpartnerin für derartige Probleme gewesen, aber sie war ja nun anderweitig beschäftigt und der Kontakt zu ihr war nach wie vor schwierig für mich. Zudem war ich mir sicher, dass nun andere Dinge bei ihr Vorrang hatten. Sie wollte sich sicher nicht mit meinen Problemen beschäftigen, zumal diese mit dadurch entstanden waren, dass sie jetzt ein Kind hatte. Zu ihr konnte ich also auch nicht gehen. Ich zog mich immer weiter zurück, war fast nur noch im Kinderwunsch-Forum unterwegs und pflegte meine Internetkontakte. Hier konnte ich meinen Sorgen und Ängsten freien Lauf lassen und bekam immer nette und verständnisvolle Antworten. Mit der Zeit intensivierten sich die Kontakte und ich traf mich mit zwei Mädels, die ganz in der Nähe wohnten. Es war ein Segen, sich von Gesicht zu Gesicht auszutauschen, sich die ähnlichen Gefühle mitzuteilen, gemeinsam zu leiden und aber auch gemeinsam wieder zu lachen. Man verstand sich einfach. Und es wurde einem bewusst, dass wohl Männer genau bei diesem Thema doch anders tickten als Frauen. Über das Forum kam dadurch auch ein Stammtisch zustande, der ganz in meiner Nähe stattfand. Es trafen sich Betroffene mit unerfülltem Kinderwunsch. Die meisten waren auch wie wir in Behandlung, viele standen ganz am Anfang, es gab aber auch einige, die bereits unzählige Versuche mit künstlicher Befruchtung hinter sich hatten, negative Ergebnisse oder Fehlgeburten erlitten hatten. Es tat mir sehr gut mit diesen Frauen zu sprechen und ich fühlte mich nicht mehr ganz so alleine. Manche der Mädels kamen gemeinsam mit ihrem Partner, Ralf hatte jedoch keine Lust mitzukommen, er wollte über dieses Thema mal wieder nicht sprechen. So ging ich alleine hin und knüpfte weitere Bekanntschaften mit Betroffenen.

Trotz der Probleme, die wir miteinander hatten, begannen wir nun mit der nächsten, unserer dritten Insemination. Eigentlich sollten wir zuversichtlich sein, da laut der Bauch- und Gebärmutterspiegelung nichts Hinderliches herausgekommen war. Die Endometriose war entfernt, die Eileiter frei, ansonsten auch kein Grund zur Besorgnis, es konnte eigentlich wieder klappen. Das dachte zumindest Ralf ganz fest.

Ich spritzte erneut Gonal F in meinen Bauch, ging am 10. Zyklustag zum Ultraschall und löste anschließend den Eisprung mit einer Spritze aus. 48 Stunden später hatten wir den Termin in der Kinderwunschpraxis, um die Insemination durchführen zu lassen. Ralf war dieses Mal bei mir, als sein Sperma in mich hineingespritzt wurde. Immerhin lag ich dieses Mal nicht alleine hier auf der Pritsche.

Während der gesamten Warteschleife war ich komischerweise relativ entspannt. Ich erhoffte mir nicht zu viel, genauer gesagt erwartete ich eigentlich gar nichts. Ich war genau andersherum gepolt als Ralf, der fest davon ausging, dass jetzt alles gut ging. Aber ich wollte nicht wieder enttäuscht werden. Weder mit einem Negativ, noch mit einer weiteren Fehlgeburt. Und so durchlief ich die nächsten zwei Wochen ohne große Hoffnungen, dachte wenig an ein mögliches Baby in meinem Bauch, da ich es wahrscheinlich eh schon abgeschrieben hatte. Zu sehr gingen mir die Erlebnisse der letzten Monate durch den Kopf, auch meine Schwierigkeiten mit Ralf. Wie sollte da momentan ein Baby hineinpassen? Eigentlich sollten wir doch erst einmal unsere Probleme in der Beziehung auf die Reihe bekommen.

Das Ergebnis war wie erwartet ein Negativ. Obwohl ich mir gesagt hatte es klappt sowieso nicht, war ich natürlich wieder am Boden zerstört. Ich wollte nicht mehr.

Ich konnte einfach nicht mehr. Ich war psychisch am Boden. Ich rappelte mich schwer nur wieder auf. Und das ganz alleine, da keiner so recht merkte, wie schlecht es mir eigentlich ging. Nicht einmal mein eigener Mann. Ich funktionierte, ging zur Arbeit, kam nach Hause und lebte mein eigenes Leben. Mehr alleine als zu zweit. Es war inzwischen so weit, dass wir viel ohne den anderen unterwegs waren. Ich hatte mir einige neue Bekanntschaften aufgebaut mit denen ich nach der Arbeit unterwegs war. Hier konnte ich mich austauschen und fühlte mich einigermaßen verstanden. Ralf war mit seinen Freunden unterwegs. So entfernten wir uns mit der Zeit immer mehr.

Einen Lichtblick gab es dann doch am Horizont. Er hatte zwar nichts mit dem Kinderwunsch zu tun, dafür aber mit meinem Job. Lange Jahre war ich in derselben Firma beschäftigt, hatte in den letzten Monaten aber viel Ärger mit einem meiner Chefs, der eine Ader dafür hatte, seine Mitarbeiter zu tyrannisieren. Dazu kam meine psychische Labilität, die aufgrund des Kinderwunsches doch inzwischen recht ausgeprägt war. Eine Begleiterscheinung der Behandlungen war zudem die Zerreißprobe zwischen den Terminen in der Praxis mit dem Büro zu vereinbaren. Das ging natürlich auf Dauer nicht gut. Ständige Ausreden mussten herhalten. Warum ich wieder zu spät kam oder abends früher gehen musste oder sogar von heute auf morgen krank gemeldet war. Für die vergangene Operation hatte ich die Ausrede benutzt, dass eine Zyste operiert werden musste. Zum Glück kamen keine weiteren Fragen von Seiten der Chefs und Kollegen. Ein wenig unwohl war es mir allerdings schon gewesen, die Krankmeldung vom Frauenarzt abzugeben. Ich fühlte sich einfach nicht gut, ständig Ausreden erfinden zu müssen. Aber was blieb einem anderes übrig in der Mühle des Kinderwunsches?

Und so wurde ich im Oktober von einem guten Bekannten gefragt, ob ich Lust hätte, freiberuflich zu arbeiten und gemeinsam mit ihm etwas Neues aufzubauen. Lange dachte ich darüber nach, kam in dieser Zeit Ralf auch wieder etwas näher, da wir die Vor- und Nachteile sehr intensiv miteinander diskutierten. Eigentlich war ich nicht unbedingt der Typ für eine Selbständigkeit, war ich doch ein sehr sicherheitsbewusster Mensch. Würde ich meinen festen Job aufgeben und mich in diese neue Tätigkeit stürzen, wäre ich voll darauf angewiesen, dass es gut ging und wir Erfolg hätten. Der Punkt der mir allerdings am besten gefiel war der, dass ich endlich niemandem mehr Rechenschaft schuldig sein würde, wenn ich einmal einen Termin beim Arzt wahrnehmen müsste. Ich würde selbst entscheiden, wann ich arbeite und wann nicht. Und ich müsste mich nicht mehr mit meinem Chef herumschlagen, der mir in den letzten Monaten immer mehr auf die Nerven ging.

Nach reiflicher Überlegung, einigen Nächten, in denen ich darüber schlafen konnte, entschied ich mich für den neuen Job und die Selbständigkeit. Endlich konnte ich in meinem alten Job aufhören, es war lange sowieso nur eine mühsame Geschichte gewesen. Anderweitig beworben hatte ich mich in den letzten Monaten auch nicht. Ich hatte mir immer erhofft schnell schwanger zu werden und in Elternzeit gehen zu können. Nun sollte es also so kommen. Ich war positiv gestimmt, diesen neuen Weg mit voller Kraft zu gehen und das Beste daraus zu machen. Und das Beste war, dass es keine Ausreden mehr geben musste wegen den Arztbesuchen. Ich hatte freie Zeiteinteilung und mein Mann stand ebenfalls hinter mir. Und sollte es nun klappen mit einem Kind dann wäre alles perfekt! Ich war in diesem Punkt richtig euphorisch und freute mich auf die neue Aufgabe, die nun vor mir lag. Endlich ein Stresspunkt weniger.

Im Büro hatte ich mein Weggehen angekündigt, die Augen meiner Chefs waren groß, als ich die Kündigung abgab. Diesen Schritt hatten sie von mir nicht erwartet. Meine Kollegen waren traurig, dass ich ging, konnten mich aber verstehen, dass ich dieses Angebot nicht ausschlagen konnte. Sie hatten auch mitbekommen, dass die letzten Monate für mich nicht besonders gut liefen. Schneller als erwartet kam der Abschied näher und ich war froh, als ich meinen letzten Tag hatte und gehen konnte.

Ein Ausflug in die Homöopathie

Neben den beruflichen Veränderungen machte ich mir natürlich auch Gedanken, wie es mit dem Kinderwunsch beziehungsweise mit den Behandlungen weiter gehen sollte. Nachdem die letzte Insemination wieder nicht geglückt war, hatte ich etwas den Glauben an die Reproduktionsmedizin verloren. Ich hatte zudem keine Lust mehr auf die Behandlungen und auf die mühsame Warteschleife. Was sollte ich aber tun wenn wir trotzdem ein Kind wollten?

Was mir nun im Kopf herum spukte war das große Thema der Homöopathie. Im Forum hatte ich viel darüber recherchiert und festgestellt, dass eine Reihe von Mädels über die homöopathische Behandlung schwanger geworden war. Völlig ohne Nebenwirkungen, einfach so. Das gefiel mir und so klopfte ich vorsichtig bei Ralf an und erwähnte, dass ich im nächsten Zug eine homöopathische Behandlung anstreben wollte. Er war nicht sehr begeistert, da er selbst von der Homöopathie noch nie viel gehalten hatte. Aber er bestärkte mich darin es damit zu versuchen und stand hinter mir mit dieser Entscheidung. Er merkte, dass ich momentan sowieso zu nichts anderem zu bewegen war. Er selbst erhoffte sich dadurch nichts was uns weiterbringen könnte. Aber er wollte mich nicht unter Druck setzen, was ich ihm sehr positiv anrechnete. Zu dem Zeitpunkt dachte er eher daran, mich in meinem Wohlbefinden zu unterstützen, weshalb er mir das gesamte Vorgehen nicht ausredete. Und immerhin war es auch mein Körper, dem die ganzen Hormone und der Stress zusetzten.

Über das Internet fand ich eine Homöopathin, die zudem studierte Frauenärztin war. Die Kombination gefiel mir sehr gut. Ich erhoffte mir, dass sie dadurch auch ein gewisses Verständnis und Wissen über die Vorgänge im weiblichen Zyklus und die damit verbundenen Schwierigkeiten haben müsste. Es war eine private Arztpraxis, sodass die Kosten leider nicht von der Krankenkasse übernommen wurden. Wenn sie mir allerdings helfen konnte schwanger zu werden, dann war mir in dem Falle der Preis zunächst einmal egal. Einen ersten Termin erhielt ich sehr schnell und fand mich somit schon bald im homöopathischen Behandlungszimmer wieder.

Die Ärztin war mir auf Anhieb sympathisch. Äußerst einfühlsam und bedacht fragte sie mich, was mein Problem sei, wie meine Gesamtsituation momentan aussehen würde. Es wurde mir schnell klar, dass sie nicht nur auf mein eigentliches Problem einging, sondern dass sie das ganze Drumherum, also auch die Psyche, sehr stark mit einbezog. Natürlich war auch dieses lange und ausführliche Gespräch wieder mit vielen Tränen verbunden, vor allem als ich zu der Situation mit meiner Schwester und meinem neuen Neffen gelangte. Verständnisvoll schaute sie mich an und redete behutsam weiter. Auch meine Kindheit sollte beleuchtet werden. Ob diese sorgenfrei verlaufen sei, wie das Verhältnis zu meinen Eltern und meiner Schwester gewesen sei. Interessant! Darüber hatte ich mir noch nicht so viele Gedanken gemacht, erkannte aber selbst schnell während meiner Erzählungen, was gut und vielleicht auch weniger gut gelaufen war. Was dies allerdings mit meinem Kinderwunsch zu tun haben sollte, war mir nicht so ganz klar. Aber sie sprach von einer ganzheitlichen Behandlung und so ließ ich mich voll auf sie ein. Der Termin endete mit einer gynäkologischen Untersuchung, bei der sie nichts Auffälliges feststellen konnte. Im Anschluss daran besprach sie einen Behandlungsplan mit mir. Mein Zyklus sollte stabilisiert werden, zudem wollte sie mein allgemeines Wohlbefinden steigern. Sorgfältig wägte sie zwischen verschiedenen Globuli ab, überlegte welche am besten zu mir passen könnten und verordnete mir dann bestimmte homöopathische Mittel, die ich einnehmen sollte. In vier Wochen war der nächste Termin geplant, dann würden wir weitersehen.

Ich war zufrieden mit diesem ersten Termin, der mir psychisch allerdings wieder einiges abverlangt hatte. Auf der anderen Seite merkte ich, dass mir der Termin auch sehr gut getan hatte. Es war erleichternd und befreiend gewesen, ausführlich über meine Situation zu sprechen und verstanden zu werden.

Dezember 2002

Nun gab es noch die letzte Hürde in diesem Jahr zu meistern. Weihnachten. Ein Fest, vor dem ich vor allem in diesem Jahr panische Angst hatte. Meine glückliche Schwester mit Familie würde dabei sein und ich würde wie im letzten Jahr immer noch ohne Kind da sitzen. Noch hatte ich keine Ahnung wie ich das Ganze angehen sollte. Am liebsten wollte ich ganz weit weg sein. Aber eine Flucht vor Weihnachten stand für Ralf nicht zur Debatte.

Und so verbrachten wir den Heiligen Abend in der großen Runde mit meinen Eltern und meinen Schwiegereltern bei meiner Schwester. Zuvor waren wir beim Gottesdienst gewesen, ich hatte ein Stoßgebet gen Himmel geschickt, uns doch endlich auch mit einem Kind zu bedenken. Bei der anschließenden Bescherung hagelte es nur so die Geschenke für Jonathan, es war das Highlight überhaupt und er war die Hauptperson des Abends, auch wenn er von alldem noch nicht viel mitbekam. Es machte mich sehr traurig zu sehen, dass alle nur ihn im Blick hatten. Auch meine Schwiegereltern hatten nur Augen für ihn und mir wurde zum ersten Mal deutlich klar, dass sie sehnlichst erwarteten, auch endlich Großeltern zu werden. Ich hatte ein richtig schlechtes Gewissen, dass ich diejenige war, an der es scheiterte und fühlte mich sehr schuldig. Ich war froh, als der Abend vorüber war und wir nach Hause gehen konnten. Eigentlich bedauerte ich mein derartiges Denken, da Weihnachten für mich immer ein besonderes, ein fröhliches Fest mit der Familie war. Andrea und ich waren immer die Hauptpersonen gewesen und seit diesem Jahr war dies nicht mehr so. Es war richtig etwas kaputt gegangen in mir und ich merkte, dass es nie mehr so sein würde wie früher. An diesem Abend beschloss ich auch, dass ich im nächsten Jahr, sollte ich dann immer noch kinderlos sein, solch einen Abend nicht noch einmal durchleben wollte. Ein Urlaub weit weg von zuhause würde dann sicher besser sein.

Drittes Kapitel

2003 – Wir beschreiten neue Wege

Es kann nur besser werden

Januar 2003

Neues Jahr, neues Glück? Es konnte eigentlich nur noch bergauf gehen. Dachte ich zumindest! Aber immerhin hatte mit dem Beginn des neuen Jahres auch mein neuer Job begonnen. Es gab viel zu tun, es war viel Aufbauarbeit zu leisten und mir wurde viel abverlangt. Es gefiel mir gut, dass ich einen neuen Wirkungskreis hatte und gemeinsam mit meinem Projektpartner entscheiden konnte, was zu tun war. Wir hatten klar aufgeteilte Aufgabengebiete, jeder entsprechend seiner Fähigkeiten und ich war optimistisch, dass sich dieses Projekt erfolgreich aufbauen und entwickeln lies. Zudem lenkte mich die neue Tätigkeit etwas von meinem Kinderwunsch ab, der jedoch nach wie vor so stark wie zuvor vorhanden war.

Nachdem ich Ende des letzten Jahres die homöopathische Behandlung aufgenommen hatte, war ich regelmäßig zur Kontrolle dort. Mein Allgemeinbefinden hatte sich etwas gebessert, was ich jedoch nicht unbedingt nur auf die Globuli, sondern auch auf meine neue berufliche Tätigkeit zurückführte. Mein Zyklus war einigermaßen stabil, es stellten sich Eisprünge ein, doch obwohl wir in der fruchtbaren Zeit Geschlechtsverkehr hatten, stellte sich nicht einfach so eine Schwangerschaft ein. Ich war, was die homöopathische Geschichte anging, inzwischen auch nicht mehr so sicher, ob mich diese zum Erfolg führen würde. Tapfer schluckte ich jedoch die verordneten Globuli, trank Himbeer- und Frauenmanteltee, jeden zu seiner Zeit im Zyklus und hoffte, dass ich auch endlich einmal Glück haben würde. Das Warten von Monat zu Monat machte mich jedoch trotz der neuen Lichtblicke in meinem Leben immer mürber und kraftloser.

Die Lage spitzt sich nun doch zu

März 2003

Ich merkte, dass ich so langsam nicht mehr konnte. Das Verhältnis zu Ralf spitzte sich zu, ich sah von seiner Seite aus nicht das Verständnis, das ich in meiner Situation gebraucht hätte. Mir fehlte ein enger Ansprechpartner für meine Sorgen und Ängste. Ich hatte zwar die Mädels aus dem Forum, aber persönlich mit jemand Nahestehendem zu sprechen wäre so wichtig für mich gewesen. Aber es war niemand da, der mir in dieser Situation helfen konnte. Ralf als mein Ehemann wusste nicht wie er mit mir umgehen sollte. Gespräche fanden nur noch in der Hinsicht statt, dass wir uns über das alltägliche Leben austauschten. Wir lebten nur noch nebeneinander her, die Wohnung glich ähnlich einer Wohngemeinschaft. Jeder kam und ging wann er Lust hatte. So machte eine Ehe keinen Spaß und so hatte ich es mir auch nicht vorgestellt! Auch jedes ernsthafte und direkte Gespräch über meine Gefühlslage oder unsere Beziehung verlief ohne Erfolg. Ralf versuchte mir immer wieder klar zu machen, dass er eben ein rationaler Typ sei und nicht gerne über Gefühle spreche. Es ging mir auch nicht darum nur über Gefühle zu reden, aber über eine Einkaufsliste oder die alltäglichen Dinge konnte ich mich auch mit einer Freundin unterhalten. Ich wollte mich über UNS unterhalten. Über unsere Beziehung, ich wollte mich ernst genommen fühlen, dass er mir mit meinen Problemen half, aber ich sah kein Land in Sicht. Zu sehr hatten wir uns entfernt. In einer Nacht- und Nebelaktion packte ich ein paar Dinge ein, schrieb ihm einen kurzen Brief, indem ich ihm nochmals klar darlegte wie es mir ging und was mich bewegte. Dann setzte ich mich in mein Auto und fuhr erst einmal davon.

Ich fuhr gen Süden in Richtung Bodensee. Dort hatte es mir schon immer gut gefallen. Ich war zwar noch nicht oft dort gewesen, aber es erschien mir als ein gutes Ziel um erst einmal Abstand gewinnen zu können. Ich mietete mich in einem kleinen Hotel ein und genoss es erst einmal alleine zu sein. Weit weg von zuhause. Mein Handy hatte ich einfach ausgeschaltet. Keiner sollte mich stören, ich wollte einfach meine Ruhe haben und nachdenken was ich weiter tun wollte. Ich ging am See spazieren, lief durch den Ort und hing meinen Gedanken nach. Ob sich zuhause schon herumgesprochen hatte, dass ich weg war?

Spät am Abend konnte ich es doch nicht mehr aushalten und schaltete mein Handy wieder ein. Es piepste gleich mehrmals. Ich sah, dass Ralf mich versucht hatte am Nachmittag zu erreichen, dann später nochmals. Und es war eine SMS angekommen von ihm mit einem schlichten „Bitte bitte komm zurück, ich liebe Dich". Er hatte also meinen Brief gelesen dachte ich mir. Ich hatte ihm geschrieben, dass ich erst mal weggehen und nachdenken müsste. Dass unsere Beziehung so nicht weitergehen könne, dass ich mich nicht mehr wohl und mich vor allem auch nicht verstanden von ihm fühlte. So wolle ich keine Beziehung, eine schöne Ehe stelle ich mir anders vor. Einen weiteren Anruf identifizierte ich als den meiner Eltern. Wahrscheinlich hatte Ralf bei meinen Eltern gefragt ob sie eine Ahnung hätten wo ich sei. Ich beschloss das Handy erst mal wieder auszuschalten. Morgen konnte ich immer noch überlegen was oder wem ich antworte und wann ich mich wieder zuhause melden würde. Ich ging noch eine Kleinigkeit essen im hübschen Meersburg und ging dann früh ins Bett. Irgendwie ging es mir gut. Ich hatte zwar auch ein schlechtes Gewissen, aber in der momentanen Situation überwiegte das Gefühl, endlich etwas Luft zu bekommen.

Am nächsten Morgen als ich mein Handy wieder einschaltete sah ich, dass es sowohl meine Eltern wie auch meine Schwester erneut bei mir versucht hatten. Noch wollte ich nicht zurückrufen, zudem musste ich ja erst einmal überlegen, was ich sagen sollte. Kurz darauf klingelte allerdings erneut das Telefon, ich nahm dann doch ab und hatte meinen Schwager in der Leitung. „Tina, wo bist Du denn??!!" rief er voller Empörung. „Alle machen sich Sorgen, Ralf weiß nicht mehr was er tun soll und deine Eltern sind ganz krank vor Angst. Bitte komm jetzt sofort heim" drängte er mich. Meine Schwester kam ans Telefon und fragte bedächtig was denn los sei. Aber was sollte ich ihr denn erzählen?! Sie in ihrer heilen Welt, ihrem Kind und all dem, was ich nicht hatte, verstand doch nicht, was in mir vorging! Sie versuchte mich behutsam zu fragen was los sei und was ich vor hätte. Ralf sei sehr bedrückt und hilflos, so hätte sie ihn noch nie erlebt. Und auch meine Eltern hätten große Angst, dass ich mir etwas antue. Ich soll doch bitte heim kommen oder mich zumindest wieder melden! Ich konnte in diesem Moment gar nichts sagen, sondern musste auf einmal weinen. So große Sorgen machten sie sich zuhause. Und zwar nicht nur Ralf, sondern auch meine Eltern und meine Schwester. Das hatte ich so eigentlich nicht gewollt. Ich wollte doch einfach nur mal alleine sein. Ich versprach meiner Schwester mich wieder zu melden, auf mich aufzupassen und legte dann auf. Nun wurde mein schlechtes Gewissen noch größer und ich quälte mich mit der Frage, was ich nun am besten tun sollte. Am nächsten Tag beschloss ich zurück zu fahren.

Auf dem Heimweg wählte ich etwas unsicher Ralfs

Nummer. Was sollte ich ihm denn sagen? Trotzdem wollte ich erst einmal mit ihm sprechen, bevor wir in der Wohnung direkt aufeinander trafen. Vielleicht war er ja doch sauer und wollte mich gar nicht mehr bei sich haben? Aber es war anders als ich befürchtete. Ralf war heilfroh, dass ich mich endlich bei ihm meldete und flehte mich inständig an nun endlich wieder heimzukommen. Er sagte mir, wie sehr er mich liebt und dass wir doch zusammen gehören würden. Ich war sehr erleichtert und hoffte, dass meine zwei Tage am Bodensee vielleicht doch etwas bewirkt hatten. Zuhause angekommen wartete Ralf bereits auf mich und nahm mich vorsichtig aber sehr fest in den Arm und lies mich gar nicht mehr los. In diesem Moment merkte ich, wie viel er mir bedeutete. Aber auch, dass wir kämpfen mussten, um wieder zueinander zu finden. Auch ich war sehr froh wieder zuhause zu sein und zu merken, dass ich geliebt werde, egal wie schlecht es mir ging. Ich fühlte mich in dieser Situation sehr geborgen bei ihm und konnte die Tränen nicht mehr zurück halten, so viel Liebe spürte ich. Zudem war ich sehr erleichtert, dass er mich ohne Standpauke oder Vorwürfe wieder zuhause aufnahm.

Auch mit meinen Eltern hatte ich ein langes Gespräch am folgenden Tag. Ich war sehr bestürzt als ich hörte, dass meine Mutter wahnsinnige Angst hatte, dass ich mir etwas antun würde. Zum einen tat es mir sehr leid, dass ich ihnen solche Sorgen gemacht hatte, aber dass sie so etwas von mir dachte? Ich würde mir nie etwas antun! Vielleicht hatte ich mich aber auch zu sehr zurück gezogen in der letzten Zeit, denn ich hatte ja niemanden so recht an mich heran gelassen. Auf jeden Fall waren sie auch sehr froh, dass ich wieder gut zurück war und boten mir ihre Hilfe an, egal wie diese auch aussehen sollte. Auch bei diesem Gespräch kamen mir die Tränen. Ich merkte erst jetzt wie lieb sie mich doch alle hatten, egal ob ich nun ein Kind hatte oder nicht. Ich hatte mir zu sehr eingebildet, dass ich seit der

Geburt meines Neffen nichts mehr wert sei.

Nach einem ausführlichen Gespräch mit Ralf, in dem wir uns das erste Mal seit Monaten wieder normal und lange unterhalten hatten, wurde uns einiges klar. Wir wollten auf jeden Fall zusammenbleiben. Es war uns aber beiden klar, dass jeder von uns an sich und unserer Beziehung arbeiten musste. Ich machte ihm auch klar, wie alleine ich mich in den letzten Monaten gefühlt hatte und versuchte ihm zu verdeutlichen, dass es mir sehr wichtig sei, von ihm besser verstanden und in schweren Situationen auch aufgefangen zu werden. Obwohl ich wusste, dass Ralf davon nicht begeistert sein würde, schlug ich vor, eine Psychologin mit ins Boot zu holen, die uns als Paar helfen sollte. Vielleicht war es gut jemand Außenstehendes mit einzubeziehen, der die Situation mit etwas Abstand beurteilen und uns helfen konnte. Ralf stimmte meinem Gedanken spontan zu. Daran merkte ich, dass ihm sehr viel an unserer gemeinsamen Zukunft liegen musste, denn Psychologen und das ganze Drumherum waren eigentlich so gar nicht sein Ding. Ich wusste, dass es ihm ernst war.

Zudem sprachen wir ausführlich über unseren Kinderwunsch. Da mir die homöopathische Behandlung bislang ja auch nicht weitergeholfen hatte und Ralf davon sowieso nicht viel hielt, warf er die Frage auf, ob wir nicht wieder die Behandlung in einer klassischen Kinderwunschpraxis aufnehmen sollten. Ich stimmte ihm zu. Jedoch waren wir uns einig, dass wir nicht mehr in unsere letzte Praxis gehen wollten. Den Glauben an den dortigen Arzt hatten wir etwas verloren. Es sollte auch frischer Wind in diese Thematik einziehen.

Ralf war nun voller Tatendrang. Er informierte sich stundenlang im Internet über verschiedene Möglichkeiten der Behandlung im Rahmen der Reproduktionsmedizin.

Da mein Mann eher der Typ ist, der aufs Ganze geht und es gleich richtig machen möchte, ermunterte er mich nach langer Recherche, es doch mit einer richtigen künstlichen Befruchtung zu versuchen und nicht nur eine Insemination durchführen zu lassen. Dadurch könnte man einen Schritt umgehen und wäre sicher, dass auch tatsächlich befruchtete Embryonen in der Gebärmutter landen würden. Ich merkte, dass er sich hervorragend informiert haben musste. Denn er konnte mir exakt erklären, wie einen künstliche Befruchtung, oder auch In-vitro-Fertilisation (IVF) vor sich gehen würde. Eigentlich klang sie ganz einfach, die Reagenzglasbefruchtung.

Natürlich hatte ich noch viele Fragen. Zum Beispiel hatte ich schon oft gehört, dass Frauen nach einer künstlichen Befruchtung Zwillinge bekommen hatten. Das lag wohl daran, dass nicht nur eine befruchtete Eizelle wieder in die Gebärmutter zurückgegeben wurde, sondern zwei. Es hatten sich dann alle beide eingenistet. Zwillinge! Den Gedanken fand ich gar nicht so schlecht. Dann wäre das Thema Kinder ein für alle Mal erledigt. Und das in einem Aufwasch! Denn eigentlich wollte ich ja immer zwei Kinder haben. Auch Ralf fand Zwillinge perfekt und hoffte sogar, dass sich gleich beide einnisten würden.

Ralf kam noch mit einem weiteren Vorschlag. Bei seinen Recherchen hatte er herausgefunden, dass die Behandlungen in Österreich oder in Tschechien viel erfolgreicher seien. Viele Paare setzen wohl ihre Hoffnung auf Methoden der Reproduktionsmedizin, die in Deutschland gar nicht erlaubt sind. So dürfen in diesen Ländern aus allen vorhandenen Embryonen nach fünf Tagen die Besten ausgewählt werden, um sie der Frau wieder einzusetzen. In Deutschland dürfen lediglich drei Embryonen weiterkultiviert werden. Auch das Verfahren einer Präimplantationsdiagnostik (PID), bei dem die

Embryonen auf verschiedene Genfehler wie z.B. Trisomien hin überprüft werden, gab es. Dies war allerdings in Deutschland wie auch in Österreich nicht erlaubt. Dafür müsste man nach Tschechien fahren.

Da ich noch so viele Fragen hatte setzte ich mich mal wieder an den Computer und versuchte, im Forum meine Fragen zu klären. Hier hatten viele Mädels bereits Erfahrung mit einer IVF. Allerdings waren sie auch nicht alle gleich schwanger geworden. Es schien also auch kein Allheilmittel zu sein, bei dem es sofort klappte. Je mehr ich las, desto schneller wollte ich einerseits mit der Behandlung beginnen, auf der anderen Seite hatte ich doch großen Respekt vor diesem medizinischen Wirrwarr. Nach vielen Stunden im Internetforum hatte ich dann aber bald die Fragen und Begriffe im Rahmen der künstlichen Befruchtung für mich geklärt.

Ich wusste nun, dass ich mir für eine In-vitro-Fertilisation (IVF) Medikamente in Form von Hormonen würde spritzen müssen. Dazu gab es sogenannte „Protokolle", die auf dem Behandlungsplan genau regelten, an welchem Tag man wie viele Hormone spritzen musste. Während dieser sogenannten Stimulation reifen an den Eierstöcken im Idealfall mehrere Follikel (Eibläschen) heran. Den Verlauf des Wachstums sowie die Anzahl der Follikel überwacht der Arzt mittels Ultraschall. Das bedeutet, dass man während der Stimulation alle zwei bis drei Tage zum Ultraschall gehen muss, um den perfekten Tag für die Punktion nicht zu verpassen. Sind die Follikel auf eine gewisse Größe gewachsen, legt der Arzt den Termin für die Punktion fest. Der Eisprung wird dann exakt 36 Stunden vor der Punktion ausgelöst. Denn zu diesem Zeitpunkt sind die Eizellen in den Follikel noch nicht von selbst gesprungen, sondern haben eine optimale Größe, um nach der Punktion von den Spermien befruchtet zu werden. Für die Punktion wird man in eine Kurzzeit-Narkose versetzt. Die Eizellen werden über die Scheide und mittels Kontrolle über Ultraschall aus dem Körper der Frau entnommen. In einem Gefäß, einer Petrischale, werden die Eizellen dann mit den Spermien des Mannes zusammengebracht. Dazu muss der Mann vorher, während die Frau im OP liegt, sein Sperma in einem Becher abgeben. Werden die Eizellen befruchtet, können nach zwei bis drei Tagen bis zu drei Embryonen in die Gebärmutter der Frau zurückgegeben werden. Dieser Vorgang wird als „Transfer" bezeichnet. Manche Kinderwunschpraxen bevorzugen einen Transfer erst an Tag fünf nach der Punktion. Dies nennt man dann einen „Blastozystentransfer". Während dieser fünf Tage werden die befruchteten Eizellen im Labor weiter kultiviert, bis sie das Blastozystenstadium erreichen. Erst dann erfolgt der Transfer, sofern an Tag fünf eine Blastozyste übrig geblieben ist.

Ab diesem Zeitpunkt muss man wieder andere Medikamenten spritzen, die die Gelbkörperphase unterstützen. Im positiven Fall würde sich ein Embryo einnisten und ich wäre schwanger. Es klang eigentlich ganz einfach. Mir war klar, dass ich eine künstliche Befruchtung machen wollte. Zu verlockend der Gedanke, dass es damit klappen könnte. Irgendwie war ich an manchen Tagen sehr entsetzt darüber, dass ich nun zu solchen Maßnahmen greifen würde. Nie im Leben hatte man daran gedacht, als man sich das erste Mal über den Kinderwunsch ausgetauscht hatte.

Nachdem wir uns nun beide umfangreich informiert hatten, beschlossen wir, einen Versuch in einer Klinik in Tschechien zu versuchen. Gleich mit einer PID wollten wir es versuchen, um mögliche Schäden am Embryo auszuschließen. Was für einen Haufen Geld uns das kosten würde, das war uns zu diesem Zeitpunkt noch nicht bewusst. Außerdem war das Problem, dass eine IVF im Ausland von unserer Krankenkasse nicht übernommen werden würde. Die Krankenkasse übernimmt lediglich 50% der Kosten für eine Behandlung in Deutschland. Wir wollten aber nichts unversucht lassen und nahmen die komplette Übernahme der Kosten somit erst einmal in Kauf.

Was noch ein ganz anderes Hindernis war, das war die Kontaktaufnahme. Mussten wir nun erst einmal zu einem Erstgespräch nach Tschechien fahren? Zum Glück war mir auch hierbei das Forum eine Hilfe. Ich erfuhr, dass es ganz in meiner Nähe einen Frauenarzt gab, der Patienten betreute, die eine Behandlung in dieser Klinik vornehmen wollten. Ich nahm schnell Kontakt zu ihm auf und machte einen Termin für uns, um die Sache anzugehen.

So saßen wir bereits ein paar Tage später im Behandlungszimmer von Dr. G. Er war mir vom ersten Moment an sehr sympathisch und nahm sich viel Zeit für uns. Wir erzählten unsere bisherige Geschichte und er hörte uns geduldig zu. Natürlich musste ich wieder weinen, als ich unsere bisherigen Bemühungen schilderte. Dr. G. war sehr einfühlsam und bemerkte, dass mich die ganze Sache psychisch sehr belastete. Er empfahl mir, neben der Behandlung etwas für mich zu tun. Ich bräuchte einen Ausgleich, um alles besser wegzustecken. Vielleicht Yoga oder eine andere Art von Entspannungstechniken? Im weiteren Verlauf erklärte er uns das Vorgehen in der tschechischen Klinik und was auf uns zukommen würde. Er schlug direkt eine Intrazytoplasmatische Spermieninjektion (ICSI) vor. Was war denn das nun wieder? Er erklärte, dass bei einer ICSI, im Gegensatz zur IVF, die Samenzellen des Mannes direkt in die Eizellen eingespritzt würden und die Wahrscheinlichkeit einer

Befruchtung damit höher ausfielen. Ein Erstgespräch in Tschechien sei nicht notwendig, da er von hier aus Kontakt mit der Klinik aufnehmen könnte und damit auch gleich unsere Daten übermitteln würde. Einen Behandlungsplan sowie die Rezepte würden wir direkt von ihm bekommen, er würde mich auch während der Behandlung betreuen und die notwendigen Ultraschalls vornehmen. Wir müssten dann nur zur Punktion und ein paar Tage später wieder zum Transfer nach Tschechien fahren. Puh, das war viel auf einmal!

Dr. G. machte uns sehr viel Mut und sagte, dass er uns äußerst gute Chance ausrechnete. Zudem sei ich ja noch so jung! Auch unseren Gedanken, gleich die PID machen zu lassen, fand er gut. Zum Schluss erwähnte er, dass er gerne noch Blut abnehmen wolle, um zu testen, ob meine Blutwerte in Ordnung seien. Vor allem die Schilddrüse wolle er abprüfen, denn wenn der Wert nicht in Ordnung sei, dann könne man mit der Behandlung nicht beginnen.

So verließen wir die Praxis guten Mutes, mit einem Behandlungsplan und vielen Rezepten. Da wir uns erhofften, möglichst schnell mit der Behandlung beginnen zu können, gingen wir direkt nach unserem Besuch bei Dr. G. in die nächstgelegene Apotheke. Diese hätte die Medikamente meist auf Lager und müsste sie nicht erst bestellen. Als ich meine Rezepte abgab hatte ich den Eindruck, dass mich der Apotheker sehr bedauernd anschaute. Wahrscheinlich hatte er Mitleid mit mir, da er aufgrund der Medikamente wusste, was uns blühen würde. Spätestens als er die vielen Schachteln und Spritzen vor mir auf der Theke aufbaute, wurde mir etwas anders. So ein Berg an Medikamenten! Und das sollte alles in meinen Körper rein? Zuhause würde ich erst einmal sortieren müssen, was das alles war. Als er mir die Rechnung präsentierte, die bei rund € 1.000,- lag, traf mich fast der

Schlag. Aber was sollten wir tun? Jetzt hieß es Augen zu und durch. Also bezahlte ich brav mit meiner EC-Karte.

Zuhause angekommen, widmete ich mich erst einmal dem Behandlungsplan. Es war genau aufgelistet, an welchem Tag im Zyklus ich welches Medikament würde nehmen müssen. Es gab Medikamente die man spritzen musste und Medikamente zum Einnehmen. Auf einem weiteren Informationsblatt stand, dass ich ein bestimmtes Medikament, das für die Reifung der Eizellen verantwortlich war, intramuskulär spritzen sollte. Puh, wie ging denn das? Laut der Information auf dem Blatt sollte die Flüssigkeit ins Gesäß gespritzt werden. Wenn ich mir allerdings die Nadeln so anschaute, die mir der Apotheker dafür mitgegeben hatte, dann graute mir jetzt schon davor. Die Nadel war ziemlich dick. Ich hatte keine Ahnung wie ich das machen sollte. Auch hierzu war mir das Forum eine Hilfe. Ich schaute nach, ob es bereits einen Beitrag zum Thema „intramuskuläres Spritzen" gab und hatte auch gleich einige Volltreffer. Es wurde von vielen Userinnen vor dem eigenhändigen intramuskulären Spritzen sehr gewarnt! Das durfte nur ein Arzt oder eine Krankenschwester tun. Denn hier wurde direkt in den Muskel gespritzt. Und wenn man es nicht fachgerecht machen würde, wäre die große Gefahr, dass man sich einen Abszess spritzt. Dies würde zum Einen sehr weh tun, konnte aber auch gefährlich werden. Man solle in Eigenregie ausschließlich subkutan, also nur unter die Haut, spritzen. Aber auf meinem Plan stand nun einmal, dass es intramuskulär sein sollte. Ob dadurch eine Änderung der Wirkung eintreten würde wusste ich nicht.

Ralf, der mit den ganzen Medikamenten auch etwas überfordert war schlug vor, eine befreundete Ärztin zu fragen, ob sie uns anleiten könnte. Dazu müssten wir jedoch offen erzählen was wir vor hatten. Bislang hatten wir von den konkreten Behandlungen im Freundeskreis nichts erzählt. Dass wir mit dem Thema Kinderwunsch Probleme hatten, das wussten ja seit einiger Zeit die meisten unserer Freunde, aber was wir genau unternahmen, das hatten wir nicht geäußert. Und wir wurden seit einiger Zeit auf dieses Thema auch nicht mehr angesprochen. Da ich jedoch auch sonst keinen Vorschlag hatte und wir uns einig waren, dass es für uns kein Problem bedeuten würde darüber zu sprechen, wollten wir für die erste intramuskuläre Spritze unsere Freundin aufsuchen. Diese Spritze stand gleich zu Beginn des Zyklus an.

Ein paar Tage später erhielt ich den Anruf aus der Praxis wegen den Ergebnissen meiner Blutwerte. Meine Schilddrüse sei nicht gut eingestellt, die Klinik in Tschechien gab uns nicht den Startschuss für den Beginn. Erst müssten die Werte in Ordnung sein, ansonsten würde die Behandlung nicht optimal verlaufen können. Ich war sehr enttäuscht, da ich eigentlich direkt beginnen wollte. Nun mussten wir nochmals einen Monat warten. Aber was das Warten anging, sollten wir in den nächsten Monaten und Jahren noch viel aushalten müssen. Und was blieb uns anderes übrig…

Nach meinem großen Zusammenbruch und meinem kurzen Ausriss hatten Ralf und ich uns nun vorgenommen, eine Psychologin aufzusuchen. Sie sollte uns helfen, wieder zueinander zu finden und uns besser zu verstehen. So nahm ich dieses Thema in Angriff. Über das Internet fand ich einige Adressen, auch gut gestaltete Webseiten, auf denen sich Psychologen vorstellten. Es war schwierig die Richtige zu finden dachte ich mir. Letztendlich hatte ich bei einer Dame telefonisch einen Ersttermin vereinbart. Man spürte sicher relativ schnell, ob man sich sympathisch ist oder nicht, dachte ich mir. Und die Sympathie war mir sehr wichtig, vor allem wenn man dieser Frau seine geheimsten Gedanken und Gefühle mitteilte. Ich war auf den ersten Termin sehr gespannt und war nach wie vor sehr froh, dass Ralf mitzog, obwohl er davon ja nicht viel hielt. Aber ich hatte den Eindruck, dass auch er bemerkt hatte, dass es kurz vor zwölf war und wir etwas für uns tun mussten.

Das erste Gespräch bei der Psychologin Frau S. verlief äußerst positiv! Sie war eine sehr nette, einfühlsame und ruhige Frau. Ich hatte den Eindruck, dass auch Ralf einen guten Draht zu ihr gefunden hatte und sie uns mit unseren Problemen ernst nahm. Im ersten Gespräch durften wir beide erst einmal erzählen. Einfach das loswerden, was uns bedrückte. Es war interessant, denn eigentlich hört ich Ralfs Sichtweise so zum ersten Mal. Warum hatte er mir nicht schon früher einmal erzählt was ihn bedrückte und beschäftigte? Aber auch ich wurde los, was mich die letzten Monate so verletzt und traurig gemacht hatte. Auch das Thema mit meiner Schwester hatte Raum und ich konnte die Tränen natürlich nicht zurück halten. Aber es war so befreiend, sich endlich einmal alles von der Seele zu reden. Und vor allem verstanden zu werden. Ich bemerkte, dass Ralf hier zum ersten Mal richtig zuhörte und meine Probleme ernst nahm. Frau S. hörte einfach nur zu, sie stellte an bestimmten Stellen Fragen und notierte sich einiges. Ich fühlte mich sehr wohl und hatte keinerlei Schwierigkeiten, ihr meine Probleme anzuvertrauen. Als wir beide unsere Gedanken losgeworden waren, begann Frau S. zu sprechen. Sie wolle heute gar nicht viel in die Tiefe gehen. Sie habe den Eindruck, wir mussten zunächst einmal alles los werden. Sie würde jedoch schon sehr deutlich erkennen, dass wir zwei sehr unterschiedliche Charaktere wären. Dadurch würde es oft vorkommen, dass man sich gegenseitig nicht eindeutig versteht. Verstärkt würde dies dadurch, wenn man nicht miteinander spricht, so wie es bei uns in den letzten Monaten der Fall war. Aber es wäre ein sehr gutes Zeichen, dass wir nun entschieden hätten etwas für unsere Beziehung zu tun. Sie wolle uns helfen, wieder auf die richtige gemeinsame Bahn zu kommen. Aber erst beim nächsten Termin würden wir in die Tiefe gehen. Für heute würde es reichen. Wir stimmten beide zu und vereinbarten einen Termin in der kommenden Woche. Befreit und glücklich, dass wir diesen Schritt unternommen hatten, gingen wir nach Hause.

Die Gespräche, die in den nächsten Wochen bei Frau S. folgten, waren hervorragend. Wir hatten auf Anhieb eine wirklich kompetente und äußerst sympathische Therapeutin gefunden, die uns ernst nahm und uns helfen wollte. Und vor allem auch helfen konnte! In den Gesprächen fanden wir gemeinsam heraus, dass Ralf und ich wahnsinnig unterschiedlich sind. Sie verglich es mit Landkarten. Jeder hat eine eigene, wichtige und gute Landkarte. Diese unterscheidet sich jedoch komplett von der des anderen. Trotzdem sollte jeder versuchen auch die Landkarte des anderen zu verstehen. Und noch viel wichtiger. Jeder musste versuchen, auch mit dieser anderen Landkarte umzugehen, sollte die Bedürfnisse berücksichtigen und versuchen darauf einzugehen. Wir lernten wie wichtig es war miteinander zu sprechen, sich über Gefühle zu äußern und den anderen zu verstehen. Ralf tat sich anfangs sehr schwer damit mir zu zeigen wie er fühlt und denkt, aber genau das war wichtig für mich. Zu sehen, dass auch er unter unserer Kinderlosigkeit litt. Bislang hatte ich immer den Eindruck, dass er der Starke war und es ihm nichts ausmachte. Aber in der Tat litt auch er, er zeigte es nur nicht. Er war der Meinung, dass er nicht leiden durfte, da er für mich stark sein musste. Wie sehr man doch aneinander vorbei reden kann, wenn man nicht miteinander spricht! Langsam näherten wir uns wieder an. Ralf gab sogar mehrfach zu, dass er gerne zu Frau S. ginge, da sie doch sehr helfen würde. Ich war überaus glücklich das zu hören.

Die erste ICSI in Tschechien

Mai 2003

Da die letzten Monate doch recht heftig waren, sich nun aber die Stimmung zwischen uns so langsam aber sicher verbesserte, beschlossen wir, noch vor der Behandlung in Tschechien in den Urlaub zu fahren. Wir waren uns schnell einig wohin und buchten ein Zimmer auf einer schönen kleinen Finca auf Mallorca. Ich konnte Ralf überreden vor Ort gleich Fahrräder zu buchen, damit wir dort die Freizeit etwas aktiv gestalten konnten. Obwohl Ralf bis zu diesem Zeitpunkt noch nicht so viel vom Radeln hielt, stimmte er zu und ich war froh, da wir dadurch auch etwas vorhaben und nicht nur faul am Pool herumliegen würden. Zudem buchten wir einen Mietwagen, um die Insel zu erkunden. Ich freute mich, endlich wieder einmal mit Ralf in den Urlaub zu fliegen, das würde unser Zusammensein sicher nochmals vermehrt stärken und uns wieder enger zusammenschweißen.

Kurz vor dem Urlaub mussten ich nochmals Blut abnehmen lassen, um zu sehen, ob die Schilddrüse nun in Ordnung war. Ich hoffte sehr auf ein gutes Ergebnis, denn der eine Monat in dem ich nun bereits warten musste, war mir schon zu viel. Umso mehr freute ich mich, als das Ergebnis zufriedenstellend war und wir den Startschuss für die Behandlung in Tschechien erhielten. Es begann nun unsere erste künstliche Befruchtung, die erste ICSI.

So kam es, dass ich bereits im Urlaub auf Mallorca mit der ersten Spritze beginnen musste. Ich hatte dies bemerkt, als ich mir den Behandlungsplan nochmals angeschaut hatte. Es war das sogenannte „Lange Protokoll". Das bedeutete, dass ich bereits im Zyklus vor der Stimulation mit der sogenannten „Downregulierung" beginnen musste. Dabei wird ab dem 21. Tag gespritzt, damit der gesamte Zyklus lahmgelegt wird. Wie üblich würde dann die Periode kommen. Ab diesem Moment startete die Stimulation, die die Eier heranreifen lässt. Aber zunächst einmal ging es um die Downregulierung. Denn am 21. Zyklustag, rechnete ich aus, waren wir noch auf Mallorca. Erschwerend kam hinzu, dass die Medikamente kühl gelagert werden mussten. Aber wie sollten wir mit dieser Fracht den Flug überstehen und die Medikamente gekühlt ins Hotel bringen? Es blieb uns nichts anderes übrig, als eine kleine Kühltasche zu kaufen. Wir umwickelten die Medikamente sorgfältig mit Eis. Ich hoffte, dass dies reichen würde. Da wir die Kühltasche mit ins Handgepäck nehmen wollten, besorgte ich mir noch eine ärztliche Bestätigung, dass ich diese Medikamente benötige, denn ich wollte am Flughafen kein Risiko eingehen. Nicht dass mir das Flughafenpersonal die Spritzen abnehmen würden! Wir hatten alles perfekt geplant, denn der Transport unserer wichtigen Fracht war kein Problem.

Unser Urlaub war ein voller Erfolg. Die Finca die wir gebucht hatten war wunderschön, unsere Fahrräder wurden direkt am ersten Urlaubstag geliefert und unser Verhältnis zueinander wurde immer besser. Wir unternahmen viele Ausflüge, teils mit dem Fahrrad oder auch mit dem Auto, wenn es sich um längere Entfernungen handelte.

Am zweiten Urlaubstag setzte ich mir die erste Spritze für die Behandlung. Glücklicherweise waren diese Spritzen nur subkutan, also unter die Haut, zu injizieren. Das kannte ich ja noch gut von den Inseminationen, bei denen ich mir auch in den Bauch spritzen musste. Es klappte alles recht gut, meine Medikamente hatten wir im Kühlschrank des Finca-Inhabers gelagert und so musste ich nun jeden Tag einmal in die Küche um mir die Spritze zu holen. Ich hatte es mir schlimmer vorgestellt als es letztendlich war. Zum Glück hatte ich auch keine heftigen Nebenwirkungen und der Urlaub war dadurch nicht getrübt. Die täglichen Hormone legten nun meinen Zyklus lahm. Nach dem Urlaub war es dann auch soweit und die Stimulation der Eierstöcke konnte beginnen. Mir war schon angst und bange vor der ersten intramuskulären Spritze die bald anstand.

Pünktlich zum Stimulationsstart waren wir bei unserer befreundeten Ärztin zuhause verabredet. Wir hatten telefonisch bereits erzählt, dass wir eine künstliche Befruchtung machen ließen und sie wollte uns gerne helfen. Ich hatte ziemlich weiche Knie, als ich die Utensilien bei ihr ausbreitete. Sie wies mich ebenfalls darauf hin, dass eine intramuskuläre Verabreichung eigentlich nur von einem Arzt oder einer ausgebildeten Fachkraft vorzunehmen sei. Sie würde mir aber, sofern ich das wollte, gerne zeigen wie es selbst spritzen könnte. Allerdings riet sie mir nicht das Gesäß zu nehmen, sondern den Oberschenkel. Ich würde dort besser selbst hinkommen und müsste mich nicht verrenken, um die richtige Stelle im Gesäß zu treffen. Okay, das leuchtete mir ein. Sie zog die Spritze gekonnt auf, gab mir das Desinfektionsspray und überreichte mir die Spritze. Nun nur noch rein in den Oberschenkel. Die richtige Stelle hatte sie mir vorher gezeigt und mit einem Stift markiert. Ich musste mich ziemlich überwinden in meinen Oberschenkel hineinzustechen und brauchte mehrere Anläufe. Die Nadel war aber auch fürchterlich dick und lang.

Puh, tat das weh! Und es war so viel an Flüssigkeit, die

ich in den Oberschenkel hineindrücken musste. Ich hatte irgendwie Angst ohnmächtig zu werden. Aber es ging gut, ich zog die Prozedur tapfer durch, bis die Spritze leer war. Das war ja die Hölle! Endlich hatte ich es geschafft und konnte ein Pflaster auf die malträtierte Stelle kleben. Und das ging nun so über mehrere Tage. Mir graute schon vor morgen… Unsere Freundin war ganz stolz auf mich und bot mir an, dass ich morgen nochmals kommen könnte, wenn ich das wollte. Ich nahm das Angebot dankend an, nahm mir aber vor, die Spritzerei am nächsten Tag alleine durchzuziehen.

Am nächsten Abend war es wieder soweit. Erschwerend kam hinzu, dass Ralf nicht zuhause sein konnte, wenn die Spritze an der Reihe war. Man musste nämlich die Verabreichungszeit strikt einhalten und sollte nicht mehr als eine Stunde früher oder später spritzen als am Tag zuvor. Nun war ich ganz alleine. Irgendwie hatte ich Angst. Was war wenn ich doch ohnmächtig wurde? Kurzerhand rief ich bei meinen Eltern an, die wir über unsere geplante Behandlung schon länger informiert hatten. Sie wollten mir beistehen beim Spritzen und ich ging mit meinem Spritzbesteck und dem Medikament zu ihnen. Auch die zweite Spritze gelang mir gut. Meine Eltern standen tapfer neben mir und gaben mir trostreichen Beistand. Sie waren der Behandlung zum Glück sehr offen gegenüber und unterstützten mich wo es nur ging. Wollten sie doch auch nur, dass ich endlich schwanger wurde.

Ein paar Tage später merkte ich ein unangenehmes Ziehen im Unterleib. Es tat sich wohl etwas in meinen Eierstöcken. Auch mein Bauch wurde etwas dicker und war wie aufgebläht. Was aber noch viel schlimmer war, das waren meine Oberschenkel. Ich hatte nun abwechselnd einen Tag das rechte und den anderen Tag das linke Bein benutzt, um die Spritzen dort hineinzujagen. Mittlerweile konnte ich jedoch kaum mehr ohne Schmerzen laufen, da beide Oberschenkel sehr hart waren. Ich wurde dadurch mit jedem Schritt an die Behandlung erinnert und das war unangenehm. Am neunten Spritzentag war der erste Ultraschall bei Dr. G. vereinbart. Er fragte kurz wie ich die Spritzen vertragen würde und schallte dann meine Eierstöcke. Was wir dort sahen machte mich und ihn als Arzt sehr zufrieden. Er zählte am rechten Eierstock sechs und am linken Eierstock zwölf Follikel. Wahnsinn! Normalerweise wächst in einem Zyklus lediglich ein Follikel heran. Mithilfe der Hormone kommt man aber auf eine beträchtlich höhere Anzahl. Dr. G. maß zudem noch die Höhe der Gebärmutterschleimhaut, auch diese war zufriedenstellend. Sofern dieser Wert zu niedrig gemessen wird, ist das Milieu in der Gebärmutter nicht optimal und es kann sich keine befruchtete Eizelle einnisten. Dr. G. übermittelte die Daten meiner Follikel und Gebärmutterschleimhaut direkt an die Praxis in Tschechien. Wir verabredeten, dass ich weiterhin Hormone spritzen und in zwei Tagen wieder kommen sollte. Dann müsste man bereits absehen können, wann die Punktion sein würde. Zuhause rechneten wir schon einmal grob aus, wann wir wohl nach Tschechien fahren würden.

Zwei Tage später saß ich erneut auf dem Behandlungsstuhl. Meine 18 Follikel waren weiterhin gewachsen und hatten nun die richtige Größe, um den Eisprung auszulösen, wie man sagte. Am Nachmittag erhielt ich den Anruf direkt aus Tschechien. Mir wurde mitgeteilt, wann ich mit welchem Medikament den Eisprung auslösen sollte. Hierzu war es extrem wichtig, die wirklich exakte Uhrzeit einzuhalten. Nämlich genau 36 Stunden vor der Punktion. Ich sagte sofort Ralf Bescheid, damit er sich darauf einstellen konnte, dass wir übermorgen in Tschechien sein würden. Wir beschlossen am Abend vorher zu fahren, in Praxisnähe zu übernachten und am nächsten Tag, direkt nach der Punktion, wieder zurückzufahren.

Schnell buchten wir ein Hotel übers Internet. Ich sagte meinen Eltern Bescheid, die mir alle Daumen drückten und wohl genauso aufgeregt waren wie ich. Sie hofften, dass alles gut ging. Immerhin erhielt ich ja eine Narkose und hatte ein OP. Mir selbst war auch schon etwas mulmig zumute, aber es überwiegte die Vorfreude auf eine mögliche Schwangerschaft.

Am nächsten Tag war es dann soweit. Bei meinem Geschäftspartner meldete ich mich mit einer Ausrede krank. Ihn hatte ich nicht in die Behandlung eingeweiht. Nun ging es nicht anders, ich musste mal wieder eine Lüge erfinden. Aber mit ihm wollte ich nicht offen über das Thema sprechen, es war mir doch zu intim.

Dann ging die Reise los. Vier Stunden brauchten wir mit dem Auto bis nach Tschechien. Es war für uns beide das erste Mal, dass wir dort waren. Die Stadt, in der die Kinderwunschpraxis lag, gefiel uns recht gut. Nachdem wir im Hotel eingecheckt hatten, schlenderten wir durch die Innenstadt, suchten den Eingang zur Praxis, in der am nächsten Tag die Punktion stattfinden sollte. Bald schon standen wir vor einem schlichten Haus mit einem unauffälligen Schild an der Türe. Nun wussten wir also auch, wohin wir am nächsten Tag gehen mussten. Wir nahmen in einem netten Restaurant die Henkersmahlzeit ein und gingen dann zeitig ins Bett. Ich war nun doch sehr nervös vor dem nächsten Tag. Immerhin stand mir eine Narkose bevor. Davor hatte ich ziemlich Bammel.

Am nächsten Morgen betraten wir die heiligen Hallen der Praxis. Der erste Eindruck war sehr positiv. Helle

Räume, sehr steril und sauber, höfliche Helferinnen, die perfekt Deutsch sprachen. Wir nahmen im Wartezimmer Platz, bewaffnet mit diversen Formularen, die wir noch auszufüllen hatten. Nachdem ich überall mein Einverständnis unterzeichnet hatte, sah ich mich im Wartezimmer um. Viele Paare saßen hier, alle mit dem gleichen Schicksal. Allerdings erschienen mir die meisten deutlich älter als wir. Wir waren wohl doch noch rechtzeitig dran, das machte mir Mut. Sollte es jetzt nicht klappen, dann wäre meine biologische Uhr noch nicht ganz abgelaufen. Allerdings erhoffte ich mir natürlich schon, dass wir hier gleich einen Volltreffer landen würden.

Dann war es soweit. Wir wurden aufgerufen. Im Sprechzimmer saß uns ein sympathischer Arzt gegenüber, der ebenfalls fließend Deutsch sprach. Ich war angenehm überrascht. Er erklärte uns das gesamte Prozedere und fragte uns nochmals, ob soweit alles klar sei und wir diesen Schritt gehen wollten. Klar wollten wir das! Und dann ging es auch schon los. Ich musste mich in einem Nebenraum ausziehen, es folgte ein kurzer Ultraschall, dann ging es auf den OP-Tisch. Es sah alles aus wie in einem ganz normalen Krankenhaus. Die Ärzte und Schwestern waren vermummt, über mir leuchtete ein großes Licht. Dann wurde ich auch schon mit einem Schlauch im Arm verkabelt, über den im nächsten Moment die Narkose einlief. Schneller als ich dachte war ich weg.

Als ich wieder bei Bewusstsein war, saß Ralf neben mir. Seine Augen leuchteten. Alle 18 Eizellen wurden aus meinem Bauch geholt. Das war ja großartig! Ich hatte noch etwas Schmerzen und war etwas belämmert, aber es ging mir auch nicht furchtbar schlecht. Auch Ralf hatte seinen Teil erfolgreich hinter sich gebracht. Nun mussten wir auf die Biologen hoffen, die Sperma und Eizellen zusammenbrachten. Nach kurzer Zeit kam unser Arzt, fragte wie es mir ging und wies mich an, noch eine halbe Stunde liegen zu bleiben. Wenn mein Puls stabil blieb, dann könnten wir gehen. Zudem überreichte er mir den Behandlungsplan für die nächsten zwei Wochen und teilte uns mit, dass wir morgen einen Anruf erhalten würden, wie es weitergehen sollte. Davor hatte ich am meisten Angst. Dass uns beim Anruf mitgeteilt wurde, dass keine Befruchtung stattgefunden hatte. Wobei Ralf sich sicher war, dass bei 18 Eizellen etwas übrigbleiben würde.

Ich dämmerte noch etwas vor mich hin, zufrieden über den bisherigen Verlauf. Nach einer halben Stunde war ich dann so fit, dass ich ins Auto Richtung Deutschland steigen konnte. Ich machte es mir bequem, während Ralf uns zufrieden nach Hause kutschierte. Ich war erstaunt, wie gut es mir ging und wie problemlos ich die Narkose und den Eingriff überstanden hatte. Im Forum war immer wieder die Rede davon, dass Frauen nach solch einem Eingriff bis zu einer Woche krank waren. Glücklicherweise schien ich nicht dazu zu gehören. Trotzdem machte ich es mir zuhause auf dem Sofa gemütlich und lies mich von Ralf verwöhnen. Gespannt sahen wir dem morgigen Anruf aus Tschechien entgegen.

Am nächsten Tag wurden wir schnell wieder auf den Boden der Tatsachen zurückgeholt. Eine Biologin der Praxis teilte mir mit, dass von meinen 18 Eizellen lediglich fünf befruchtet werden konnten. Alle anderen waren zu nichts mehr zu gebrauchen. Was für eine Enttäuschung! Die ersten Tränen flossen schon wieder bei mir. Was wäre nun, wenn von diesen fünf Eizellen nicht einmal eine den Tag fünf erleben würde? Dann wäre alles umsonst gewesen? Wir verbleiben so, dass trotzdem wie geplant alle fünf Eizellen weiter kultiviert werden sollten und es keinen früheren Transfer geben würde. Dies war wohl der

Standard-Vorgang. Die Biologin schien recht zuversichtlich, dass wir zum Transfer ein bis zwei Blastos übrig haben würden. Zudem stimmten wir uns noch darüber ab, ob wie geplant eine PID durchgeführt werden sollte. Dadurch würden wir immerhin die Embryonen ausschließen, die einen genetischen Fehler wie zum Beispiel Trisomie 18 oder 21 vorliegen hätten. Meine größte Befürchtung war aber, dass von fünf Eizellen überhaupt gar nichts Brauchbares mehr übrig blieb. Aber was blieb mir anderes übrig, als mal wieder zu warten. Abgesprochen war nun, dass wir an Tag fünf morgens um 11 Uhr in Tschechien zum Transfer erscheinen sollten. Die waren ja zuversichtlich, dachte ich mir. Aber solang ich nichts hörte, war auch ich es.

Der weitere Ablauf war also klar. Ich musste laut Behandlungsplan ab sofort beginnen mir Progesteron zu spritzen. Dies sollte die Einnistung des Embryos unterstützen. Dabei kamen nun die öligen Ampullen zum Einsatz, die ich mir mit einer noch dickeren Nadel als zuvor verabreichen musste. Wie mit meiner befreundeten Ärztin abgesprochen, haute ich mir diese auch in die Oberschenkel, abwechselnd mal links mal rechts. Was zur Folge hatte, dass ich nach vier Tagen kaum mehr laufen konnte. Ich hatte solche Schmerzen, jeder Schritt war eine Qual. Es war viel schlimmer als nach den Medikamenten, die ich zur Stimulation spritzen musste. Aber was half es. Blieb mir nur zu hoffen, dass der ganze Spaß nicht umsonst war.

Ich fieberte nun Tag fünf entgegen. Wir mussten früh am Morgen fahren, um pünktlich um 11 Uhr zum Transfer in der Praxis zu sein. Immerhin hatten wir in den letzten fünf Tagen keinen Anruf mehr erhalten, das hieß wohl, dass mindestens ein Embryo überlebt zu haben schien. So quälte ich mich leicht hinkend zum Empfangstresen der

Praxis und wurde dort auch direkt auf meinen schlechten Gang angesprochen. „Haben Sie sich am Bein verletzt?" war die Frage. Ich erläuterte der Sprechstundenhilfe, dass dies von den Progesteron-Spritzen kommen würde. Ganz entsetzt fragte sie mich, wohin ich denn gespritzt hätte. „Na, ins Bein", antwortete ich wahrheitsgetreu. Sie fiel fast von Stuhl und konnte den Mund kaum mehr schließen. „Kein Wunder, dass Sie nicht mehr laufen können!" rief sie aus. „Ich zeige Ihnen jetzt wohin Sie die nächsten 14 Tage bitte spritzen", sagte sie und bat mich mitzukommen. Mit einem dicken schwarzen Stift malte sie mir auf beide Gesäßhälften einen großen Kreis. „Hier hinein gehört die Spritze. Einmal am Tag rechts, am nächsten Tag links", war die Anweisung. Ich war heilfroh, dass ich nun am Gesäß die richtige Stelle markiert bekommen hatte. So konnte nichts mehr schiefgehen und ich konnte hoffentlich bald wieder vernünftig laufen.

Der Transfer war gegen das Spritzen ein Klacks. Vorab wurden wir aber ins Sprechzimmer des Arztes gebeten. Er erklärte uns ausführlich was mit meinen Eizellen passiert war, wie die weitere Entwicklung vor sich gegangen war und was die Ergebnisse der PID gezeigt hätten. Von meinen fünf befruchteten Eizellen hatten zwei Eizellen nach PID einen genetischen Fehler und wurden aussortiert. Eine Eizelle hatte sich nicht bis Tag fünf weiterentwickelt, sondern war stehen geblieben. Zwei schöne Blastos waren heute übrig, ein Junge und ein Mädchen. Sogar das Geschlecht konnte uns mitgeteilt werden. Das war ja hochinteressant! Es war wie im Traum! Wir hatten zwei Blastos, die nun bald in meiner Gebärmutter wohnen würden. Und sich hoffentlich einnisten würden! Und dann noch womöglich ein Zwillingspärchen? Das wäre ja zu viel des Glücks! Auf einer Liege durfte ich es mir nun bequem machen und bekam über einen Schlauch beide Blastos in meine

Gebärmutter gespült. Was für ein herrliches Gefühl. Ich sollte noch eine halbe Stunde liegen bleiben, dann waren wir entlassen.

Ganz befreit und voller Zuversicht traten wir den Heimweg an. Nun mussten wir die nächsten 14 Tage mit Warten überstehen. Dabei spielte mir mein Körper wieder öfters einen Streich. Man weiß eigentlich genau wie der Körper tickt, man weiß was die Hormonpräparate bewirken, wie die Embryonenentwicklung verläuft. Dazu kommt, dass die Progesteron-Spritzen einem das Gefühl geben schwanger zu sein. Es war wie eine Achterbahnfahrt. Am Tag der Punktion und wenn alles gut geht auch am Transfertag war man völlig euphorisch, die Warteschleife über hin- und hergerissen und am Tag des Bluttests völlig verrückt.

Als nächstes großes Highlight stand nun die Taufe meines Neffen an. Davor hatte ich ziemliche Angst, angesichts der freudigen Eltern und Großeltern. Ich hoffte, dass ich meine Fassade aufrecht erhalten konnte und nicht die Feier vermiesen würde. Zudem durfte ich Taufpatin sein, was mich einerseits außerordentlich freute, andererseits natürlich noch mehr dazu verpflichtete, gut gelaunt zu sein. Ich würde zudem im Gottesdienst Fürbitten vorlesen, die an mein Patenkind gerichtet waren. Ich konnte nur hoffen, alles ohne Tränen hinzubekommen.

Nachdem ich meinen Behandlungsplan nochmals bezüglich des bevorstehenden Bluttests studiert hatte, stellte ich fest, dass einen Tag nach der Taufe der Bluttest sein würde. Ich konnte nur hoffen, dass nicht schon vorher meine Blutung einsetzen würde.

Aber wie es der Teufel so wollte... Am Samstag vor der Taufe, also einen Tag vorher, setzten bei mir die

Blutungen ein. Es beschlich mich schon am Morgen das Gefühl, denn ich hatte Bauchschmerzen wie sonst jeden Monat vor Einsetzen der Blutung. Und am Samstagnachmittag sah ich rotes Blut. Das war es gewesen. Ich alarmierte unter Tränen Ralf, der sogar noch in dieser Situation optimistisch war. Das hätte sicher nichts zu bedeuten, war seine Meinung. Ich hatte jedoch im Forum anderes gelesen. Warum sollte es bei mir nicht so sein? Wenn die Blutung einsetzt, dann war es das. Unter Ralfs Protest machte ich einen Pipitest, denn ich wollte jetzt Gewissheit haben. Und wie erwartet, es erschien lediglich ein Strich, der mir sagte, dass ich nicht schwanger war. Vorbei war es. Unsere zwei Kinder waren einfach weg. Den Bluttest am Montag konnte ich mir sparen, wobei Ralf darauf bestand, da er dem Pipitest noch immer nicht glaubte. Das waren ja rosige Aussichten für morgen. Mein erster Gedanke war, die Teilnahme an der Taufe abzublasen. Aber das konnte ich meiner Schwester nicht antun. Auch Ralf war absolut dagegen. Er hatte sich nach kurzer Zeit sowieso schon wieder beruhigt und vertraute eben auf einen nächsten Versuch. Ich aber war untröstlich und weinte den ganzen Samstagabend. Unter Tränenschleier las ich meine Fürbitten nochmals durch, die ich am nächsten Tag im Gottesdienst vortragen sollte. Wie würde ich das wohl schaffen? Konnte ich überhaupt noch auf einen Gott vertrauen, der so etwas zuließ? Ich wollte doch einfach auch ein Kind haben. Wir hatten so viel auf uns genommen mit Tschechien, der ganzen Fahrerei, den hohen Kosten, dem ganzen Aufwand. Für nichts!

Die Taufe am nächsten Tag war ganz schön heftig für mich. Ich erwachte mit einem dicken Schädel von dem ganzen Geheule des Vortags. Auf Ralfs Anraten nahm ich ein Aspirin Tablette, um zumindest mein Kopfweh auszuschalten. Dazu kamen die

Menstruationsbeschwerden, die auch nicht ohne waren. Aber auch diese wollte ich gleich mit der Tablette bekämpfen. Blieben meine schlechte Stimmung und der Gedanke daran, dass das Kind in mir wieder abgegangen war. Mühsam machte ich mich schick für die Taufe. Den Gottesdienst brachte ich mehr recht als schlecht hinter mich. Ich musste mehrmals meine Tränen unterdrücken. Wenn ich doch nur schon die Fürbitten hinter mich gebracht hätte. Ralf ermunterte mich immer wieder mit einem leichten Händedruck. Dann war es soweit, die Paten wurden nach vorne gerufen, um dem kleinen Täufling beizustehen. Nur ich hatte niemanden der mir beistand. Dann war ich an der Reihe. Ich versuchte niemanden konkret anzuschauen, während ich meinen Text vorlas, sondern in die Weite der Kirche zu blicken. Irgendwie schaffte ich es, die Fürbitten ohne Tränen herunter zu rattern. Endlich war es geschafft. Am liebsten hätte ich Gott noch um vieles mehr gebeten, wobei ich zu diesem Zeitpunkt schon mit Gott haderte. Nach dem Gottesdienst wurden Fotos geschossen, den Eltern des Täuflings gratuliert, alle waren fröhlich und es herrschte eine ausgelassene Stimmung. Nur ich konnte mich nicht so recht freuen. Zu sehr haderte ich mit meinem Schicksal und fragte mich, ob ich auch jemals ein Kind würde taufen lassen können.

Reiki, Hypnose und Hormonyoga

Juli 2003

Das Negativ versuchte ich mit neuen Plänen zu kompensieren. Ich begann einen regelrechten Ärztemarathon. Ich konnte nicht glauben, dass es nicht geklappt hatte und wollte irgendetwas tun. Der Sache weiter auf den Grund gehen. Ich verbrachte wieder stundenlang im Internet und suchte und suchte und suchte. Nach verschiedenen Ärzten mit verschiedenen Ansätzen, die mir vielleicht helfen konnten. So hatte ich bald innerhalb einer Woche einen Termin bei einer Naturheilärztin, die unter anderem Hypnose und Reiki anbot. Einen Termin bei einer Osteopathin und nochmals einen Termin bei Dr. G., um das weitere Vorgehen zu besprechen. Zudem vereinbarte ich einen Termin bei einer Spezialistin in Sachen Immunologie. Diese Ärztin wurde im Forum wärmstens empfohlen und zwar für die aussichtslosen Fälle, bei denen mehrere künstliche Befruchtungen gescheitert waren. Ok, viele Versuche hatten wir zwar noch nicht, aber ich wollte jetzt wissen was los war! Mein Anruf bei ihr war jedoch recht ernüchternd. Aufgrund der vielen Patienten konnte uns erst ein Termin in sechs Wochen gegeben werden. Aber besser als nichts.

Meine weiteren Recherchen führten mich zudem zum Hormonyoga, einer speziellen Art des Yoga, welches den Zyklus regulieren und anregen soll. Bereits am nächsten Wochenende fand ein neuer Kurs ganz in meiner Nähe statt. Sofort meldete ich mich an.

Was einen neuen Versuch in Sachen ICSI anging überlegten Ralf und ich, ob wir dafür nochmals nach Tschechien fahren sollten oder ein Praxiswechsel besser wäre. Ralf war dafür zu wechseln und hatte bereits einen Vorschlag. In Österreich sollte unsere nächste Behandlungsstätte liegen. Dort praktizierte Dr. Z., einer der erfahrenen Kinderwunsch-Gurus. Auch er hat durch das österreichische Gesetz die Möglichkeit, alle Eizellen zu befruchten und zu kultivieren und an Tag fünf die zwei besten zu transferieren.

Nachdem soweit alles klar war, ich die vielen Termine vereinbart hatte, war ich ganz erleichtert. Es tat sich etwas.

Nur nicht zur Ruhe kommen war meine Devise, je mehr Zeit zum Nachdenken blieb, desto schlimmer war es für mich.

Die nächsten Wochen war ich gefesselt in diversen Behandlungen wie Bioresonanz, Reiki, lies eine Hypnose über mich ergehen, um anscheinende Blockaden zu lösen. Zwischendurch waren Ralf und ich gemeinsam bei unserer Psychologin und arbeiteten weiter unsere Probleme auf. Ich war froh, dass ich meinen festen Job bereits vor längerer Zeit gekündigt hatte und einigermaßen frei Arbeiten und Termine vereinbaren konnte. So tingelte ich von Arzt zu Arzt, lernte immer neue Methoden und angebliche Heilverfahren kennen und war froh, dass ich abgelenkt war.

Reiki und Hypnose überzeugten mich definitiv nicht. Aber der Hormonyoga-Kurs sprach mich an. Ich beschloss, es parallel mit dieser Methode zu versuchen. Man musste sich dabei mindestens dreimal die Woche eine halbe Stunde Zeit nehmen, um diverse Übungen zu absolvieren, die den Hormonhaushalt steigen lassen sollten. Ich war voller Eifer dabei, übte wie wild, wurde aber auch davon nicht schwanger.

Parallel suchte ich nach einem für mich passenden Yoga-Studio. Ich hatte den Eindruck, noch mehr für meinen Körper und meine Psyche machen zu müssen, um wieder ins Gleichgewicht zu kommen. Ich nahm dafür an unzähligen Probestunden teil. Nach mehreren Wochen hatte ich gefunden wonach ich gesucht hatte und machte einen Vertrag. Es konnte also auch hier losgehen.

Zu allem Leid ging es meiner Oma kurze Zeit darauf sehr schlecht. Meine Mutter benachrichtigte mich, dass es wohl nicht mehr lange gehen würde mit ihr. Ich solle hin, wenn ich sie nochmals sehen wolle. Mich plagte sehr das schlechte Gewissen, da ich meine liebe Oma während der ganzen letzten schlimmen Zeit sehr vernachlässigt hatte. Sie war im Heim, war dement, aber ich hatte sie nie besucht, da ich in meinen ganzen Problemen gefangen war. So beschloss ich gemeinsam mit meiner Mutter und Andrea zu ihr zu fahren. Ich erschreckte sehr, als ich sie im Bett liegen sah. So kannte ich sie gar nicht mehr, sie lag völlig hilflos da und erkannte uns nicht mehr. Meine liebe Oma. Sie hatte sich immer so aufopferungsvoll und liebevoll um meine Schwester und mich gekümmert, gemeinsam mit meinem Opa, der schon zwei Jahre zuvor gestorben war. Ich nahm ihre Hand und konnte vor lauter Tränen kaum etwas sehen. Es tat mir so weh, dass ich vor lauter eigener Probleme nicht öfters für sie da gewesen war. Und nun war es zu spät. Leise sagte ich zu ihr, dass Opa sicher schon sehnsüchtig auf sie wartete. Nach einer halben Stunde verabschiedeten wir uns jeder von ihr mit dem Wissen, dass es wahrscheinlich das letzte Mal war, dass wir sie gesehen hatten. Am nächsten Tag kam der Anruf, dass sie in der Nacht verstorben war. Mich plagte sehr das schlechte Gewissen, dass sie so alleine sterben musste und ich mich nicht mehr um sie gekümmert hatte in der letzten Zeit. Aber ich war froh, dass ich sie immerhin noch ein letztes Mal gesehen hatte und mit ihr sprechen konnte, auch wenn ich nicht wusste, ob sie mich hören und verstehen konnte. Die Beerdigung war ein weiterer schwerer Tag in dieser Zeit.

Die zweite ICSI in Österreich und Dr. R.

August 2003

Mitte des Monats war nun endlich unser Termin bei der Spezialistin für Immunologie, Frau Dr. R. Ich erhoffte mir sehr viel von diesem Gespräch. Im Forum hatte ich gelesen, dass ein Besuch und die entsprechende Behandlung bei dieser Ärztin bei vielen Paaren zum Erfolg geführt hatten. Dr. R. nahm sich viel Zeit unsere Befunde zu sichten, erklärte ihre Methoden und schlug vor, eine Rundum-Untersuchung vorzunehmen. Wir ließen dafür literweise Blut abzapfen, mindestens zehn Röhrchen füllten sich mit unserem Saft. Dieses wurde nun genauestens untersucht und sollte unter anderem zeigen, ob bei uns der Verdacht auf sogenannte Einnistungsstörungen bestand. So ganz war mir noch nicht klar was es mit diesen Untersuchungen auf sich hatte, ich nahm mir aber vor, mich im Forum entsprechend umfangreich zu informieren. In grob zwölf Wochen rechnete sie mit einem Ergebnis. Zwölf Wochen??!!! Ich glaubte nicht richtig zu hören. So lange sollten wir wieder warten? Aber auch hier blieb uns nichts anderes übrig als diese Zeit verstreichen zu lassen.

Nun war die Überlegung weitere zwölf Wochen verstreichen zu lassen, oder bereits die nächste ICSI in Österreich zu beginnen. Sollte es dort wieder nicht klappen, dann wäre dies doch auch ein Beweis dafür, dass etwas nicht stimmte und die Behandlungen von Dr. R. hätten ihre Rechtfertigung. So legte ich mir unser weiteres Vorgehen zurecht. Auf der anderen Seite hatte uns die letzte ICSI Unsummen an Euro gekostet. Denselben Betrag müssten wir bei einem neuen Versuch erneut aufbringen. Aber die Ungeduld siegte und wir entschieden uns für die nächste Behandlung während der Wartezeit auf das Ergebnis von Dr. R.

So saßen wir bald wieder im Sprechzimmer von Dr. G., der wiederum die Begleitbehandlung vornahm und den Kontakt nach Österreich herstellte. Es war schon sehr einfach, alles direkt vor Ort erledigen zu können und nur zweimal die Fahrt auf sich zu nehmen, einmal zur Punktion und dann wieder zum Transfer. Wir hatten großes Vertrauen in ihn und waren heilfroh, dass er die gesamte Organisation für uns erledigte. Er ermutigte uns auch immer wieder und meinte bei jedem Besuch „sie sind ja noch so jung, das klappt auf jeden Fall!" Ich mochte ihn wirklich sehr und vertraute auf ihn. Konnte man nur hoffen, dass er mit seinen Aussagen Recht behielt.

Bevor die Behandlung startete, gönnten wir uns noch einen Kurzurlaub in den Bergen zum Wandern und Fahrradfahren. Ralf hatte nach unserem Mallorca-Urlaub richtig Lust am Radfahren bekommen und unser Verhältnis war wieder sehr viel besser geworden. Auch hatten wir ja nun ein gemeinsames Ziel, an das wir während der Spritzen über die gesamte Behandlung hinweg tagtäglich erinnert wurden. Immer mit der großen Hoffnung, dass endlich ein Positiv dabei herauskam.

Dann war er endlich da, der Startschuss für die zweite ICSI. Die Rezepte waren eingelöst, der Berg an Medikamenten und Spritzen zuhause und es konnte losgehen. Wie ein Profi schoss ich mir die erste Spritze für die Downregulierung in den Bauch. Eine gute Woche später stand der Start der Stimulierung an und es ging wieder an die ungeliebten intramuskulären Spritzen. Wie es mir in Tschechien gezeigt wurde, jagte ich mir ab diesem Tag die Spritzen ins Gesäß. Jeden Tag abwechselnd rechts oder links. Anfangs war es eine wahnsinnige Überwindung, aber auch hier wurde ich jeden Tag sicherer. Auch wenn ich zum Spritzenzeitpunkt einmal nicht zuhause war, ließ ich mich davon nicht einschüchtern. Das Spritzbesteck in der Handtasche wurde dann auf der Toilette ausgepackt, Spritze aufgezogen und gespritzt. Ich kam mir manchmal vor wie der letzte Fixer. Zweimal musste ich zum Ultraschall zu Dr. G. Er war sehr zufrieden und zählte kurz vor der Punktion insgesamt elf Eizellen. Im Vergleich zu meinen 18 Eizellen in Tschechien fand ich das zwar etwas mager, aber Dr. G. war zufrieden. Und letztendlich musste ja eh nur eine übrig bleiben, sagte ich mir.

Auch das Auslösen des Eisprungs war kein Problem. Pünktlich fuhren wir dann am festgelegten Punktionstag nach Österreich, dieser war gleichzeitig der Geburtstag meiner Mutter. Das musste ja ein gutes Omen sein! Auch die Praxis in Österreich machte einen höchst professionellen Eindruck. Neben dem Empfangstresen schauten uns unzählige Fotos von neugeborenen Babys an, Dankeskarten von Eltern, die aufgrund der Behandlung ein Kind in den Armen hielten. Vielleicht könnte auch unsere Karte bald dort hängen?

Nachdem wir auch hier wieder einige Formulare ausfüllen und unterschreiben mussten, wurde ein kurzes Vorgespräch geführt. Dann ging es in den OP. Mir war, wie auch in Tschechien, doch wieder ein wenig angst und bange. Immerhin bekam ich eine Narkose, wenn auch nur eine kurze. Als ich wegdämmerte war ich fast schon froh nichts mitzubekommen. Im Aufwachraum saß dann auch schon Ralf neben mir, der seinen Teil ebenfalls erledigt hatte. Meine erste Frage war: „Und, wie viele?" Damit meinte ich die Anzahl der gewonnenen Eizellen. Er sagte lächelnd, dass sie alle 11 Follikel punktiert hatten. Prima, das war ja hervorragend! Vielleicht blieben dann dieses Mal auch Kryos übrig, die wir einfrieren konnten?

Kryos werden im Wunschkinder-Forum

umgangssprachlich die befruchteten Eizellen genannt, die im Rahmen der künstlichen Befruchtung nicht direkt in die Gebärmutter zurück gegeben werden. Denn in der Regel werden nicht mehr als zwei befruchtete Eizellen in die Gebärmutter eingesetzt. Überbleibende Kryos werden deshalb über ein spezielles Verfahren eingefroren. Zu einem späteren Zeitpunkt können sie wieder aufgetaut werden und, sofern sie das Auftauen überstehen, in einem anderen Zyklus in die Gebärmutter transferiert werden. Dadurch spart man sich den lästigen und schmerzhaften Aufwand der Stimulation und Punktion.

Nachdem über eine halbe Stunde durch Messung des Blutdrucks kontrolliert wurde, ob ich die Punktion gut überstanden hatte, durften wir gehen. Am nächsten Tag sollte ich anrufen, um zu erfahren, wie viele der Eizellen befruchtet werden konnten und wann der Transfer geplant war.

Ich hatte das große Glück, dass ich die Punktion wie immer recht gut und unbeschadet überstand. Es gab Frauen, die mehrere Tage große Schmerzen hatten, ich dagegen war nach wenigen Stunden schon wieder fit und konnte mich gut bewegen. Es war zwar ein leicht stechendes Gefühl im Bauch, aber ansonsten hatte ich keine Schmerzen. So konnte ich am Punktionstag sogar meiner Mutter noch einen Geburtstagsbesuch abstatten. Natürlich nicht ohne zu berichten, wie es in Österreich gelaufen war. Auch meine Schwester war mit Jonathan da und hörte aufmerksam zu. Unser Verhältnis hatte sich inzwischen zum Glück wieder sehr gebessert. Auch mit Jonathan konnte ich inzwischen gut umgehen und mochte mein Patenkind richtig gerne.

Schlimmer als die Punktion fand ich immer den nächsten Tag. Zitternd wählte ich zur vereinbarten Zeit die Nummer in Österreich, um direkt mit dem Labor verbunden zu werden. War alles umsonst gewesen? Oder waren befruchtete Eizellen für mich übrig? Ich konnte es kaum erwarten. Aber alles war in bester Ordnung, von meinen elf Eizellen konnten sechs befruchtet werden und man konnte mir an Tag fünf sicher zwei schöne Blastozysten zurückgeben. Das war die Aussage. Gleich gab ich Ralf Bescheid, damit er sich den Tag freihalten konnte.

Auch der Transfer verlief erfolgreich. Überglücklich und aufgekratzt fuhren wir wieder nach Hause. Vergessen war das erste Negativ in Tschechien. Neuer Versuch, neues Glück, so war die Devise. Warum sollte es dieses Mal nicht klappen? Wir waren beide positiv gestimmt. Nun war ich also wieder in der Warteschleife. Zwei Wochen warten, hoffen und bangen. Und jeden Tag daran erinnert werden, da ich weiterhin Medikamente spritzen musste.

Mitten in der Warteschleife war einer meiner nächsten Termine bei unserer Psychologin Frau S. Es tat gut, sich mit ihr austauschen zu können, denn mit jedem Tag in der Warteschleife verlor ich etwas den Glauben an eine Schwangerschaft. Ralf war weiterhin positiv und verstand nicht, warum ich so negativ gestimmt war. Aber ich wollte mich wohl schützen, um bei einem Negativ nicht zu sehr am Boden zerstört zu sein. Mit Frau S. konnte ich gut darüber sprechen und wir überlegten, wie wir bei einem Negativ weitermachen könnten. Sie hatte es geschafft mich gut aufzufangen.

Oktober 2003

Mitten in der Warteschleife kamen nach den angekündigten zwölf Wochen endlich die Ergebnisse von Dr. R. Ein über zehnseitiges Schreiben, Ergebnisse der Blutuntersuchung, genetische Untersuchungen der Chromosomen sowie ein ausführlicher Bericht mit einer

Empfehlung. Ich verstand nur Bahnhof. Ausschließlich Begriffe die ich nicht kannte. Die Empfehlung hieß „aktive Immunisierung". Gehört hatte ich das schon einmal, auch Dr. R. hatte darüber in unserem Termin gesprochen. Natürlich las ich mich erst einmal wieder im Forum in die Thematik ein. Die Nebenwirkungen und Risiken der aktiven Immunisierung, die im Internet beschrieben waren, erschienen enorm und erschreckten mich sehr. Aber schnell war klar, wenn es sein musste, dann war es wohl so. Uns wurde ein Telefontermin empfohlen, um alles Weitere zu besprechen. Bis dahin würde auch klar sein, ob unsere ICSI positiv oder negativ war, um dann die nächsten Schritte in die Wege zu leiten.

Am Tag des Bluttests, zu dem ich zu Dr. G. fahren musste, war ich natürlich wahnsinnig aufgeregt. Ich wollte morgens zuhause einen Pipitest machen. Ralf war zwar gar nicht dafür, da er diesen Dingern nicht traute. Ich wollte mich dieses Mal aber bereits auf den Telefonanruf vorbereiten. Nicht dass ich wieder völlig entsetzt war wenn es hieß „Es tut uns leid, leider negativ". Also stand ich morgens völlig neben mir im Bad. Immerhin hatte noch keine Blutung eingesetzt. Es war also alles noch offen. Ralf stand neben mir, als ich den Teststreifen in meinen Urin eintauchte. Er konnte mich ja doch nicht daran hindern und war natürlich genauso nervös wie ich. Wir starrten wie gebannt auf den Test. Leider tat sich außer der Testlinie, die einen erfolgreichen Test bescheinigen sollte nichts. Gar nichts. Wieder nichts. Alles blieb weiß im Schwangerschafts-Kontrollfenster. Nach drei Minuten des unsäglichen Wartens sagte ich tonlos „das war es mal wieder, wieder nichts". Ralf ließ sich nicht davon abbringen noch eine Weile zu warten. Vielleicht dauerte es einfach noch ein bisschen bis es positiv wird? Vielleicht war es heute auch noch zu früh um zu testen? Mit seinen positiven Gedanken versuchte er sich aufzubauen und hatte die Hoffnung noch immer nicht aufgegeben. Ich bewunderte diesen Mann. Er hatte absolut keine negativen Gedanken. Ich hatte mit diesem Versuch aber schon wieder abgeschlossen. Der Pipitest hatte es ja bestätigt. Nicht schwanger. Ich wollte auch schon gar nicht mehr zum Bluttest gehen, aber Ralf bestand darauf. „Vielleicht war der Pipitest einfach kaputt. Du gehst auf jeden Fall zum Bluttest" sagte er.

Doch dieser brachte am Abend nur die traurige Gewissheit, dass alle Bemühungen mal wieder umsonst waren. Ich war wieder nicht schwanger geworden. Ich schrieb eine SMS an die wenigen Freunde die mitgefiebert hatten und Nachrichten im Forum an meine Mädels, die mir so sehr die Daumen gedrückt hatten. Viele liebe Antworten bekam ich aus dem Forum zurück. Alle wollten sie mich aufbauen. Das war das Schöne am Forum. So viele Gleichgesinnte die mit fieberten und mit hofften. Sie alle verstanden, was es bedeutete eine solche Behandlung mitzumachen. Ein normaler Mensch, der nach drei Übungszyklen schwanger wird, kann das nicht verstehen. Auch meinen Eltern und meiner Schwester berichtete ich unter Tränen von meinem Negativ. Auch sie fühlten mit mir, konnten mich aber genauso wenig aufbauen wie Ralf, der bereits positiv in die Zukunft blickte und bereits den nächsten Versuch zur Sprache brachte.

Aber zunächst wollten wir uns etwas Gutes tun. Als Ausgleich für die vielen unnötigen Mühen und das große Loch, das sich wieder vor mir aufgetan hatte. Das Geld wurde zwar so langsam knapp, aber man musste ja nebenher auch etwas leben, um die Lust am Leben nicht zu verlernen. Und so buchten wir ein Wellness-Wochenende in unserem Lieblingshotel. Massagen, Sauna, gutes Essen, Wein und einfach Entspannen. Das sollte vor allem meine schlechte Stimmung etwas vertreiben.

Ein weiteres Thema wollte und musste ich nun leider auch in Angriff nehmen. Meine Tätigkeit als Freiberuflerin stockte etwas. Die Zusammenarbeit mit meinem Geschäftspartner war mühsam geworden. Ich musste mich nach einer neuen Tätigkeit umschauen. Es war zwar schön auf freier Basis zu arbeiten, jedoch kamen die Aufträge nicht so herein, wie wir uns das vorstellten. Es blieb mir also nichts anderes übrig. Glücklicherweise hatte ich in diesem Bereich ein besseres Händchen als mit einer ersehnten Schwangerschaft und hatte nach wenigen Bewerbungen und Vorstellungsgesprächen schon bald einen neuen Vertrag für eine Festanstellung in der Tasche. Einerseits war ich glücklich darüber. Andererseits bedeutete dies, dass ich mir wegen der zahlreichen Termine für Untersuchungen, Ultraschalls, Punktion und Transfer wieder Ausreden müsste einfallen lassen. Aber ein sicherer Job und ein festes Einkommen waren es mir wert. Die Behandlungen mussten ja auch irgendwie bezahlt werden.

Die aktive Immunisierung

November 2003

Vor Antritt meines neuen Jobs zum nächsten Jahresbeginn stand aber noch die aktive Immunisierung auf dem Programm. Der Telefontermin mit Dr. R. war aufschlussreich gewesen. Ich hatte mir im Vorfeld einiges an Wissen im Forum angelesen, um gezielt Fragen stellen zu können. Es geht in einer aktiven Immunisierung darum, dass (nach einer Voruntersuchung des Blutes beider Partner) die Lymphozyten (Teile der weißen Blutzellen) des Mannes der Frau injiziert werden. Dadurch soll das Immunsystem der Frau aktiviert werden und schützende Antikörper produzieren, um einen kommenden Embryo zu schützen. Wir kamen zum Schluss, dass eine aktive Immunisierung eine mögliche positive Einwirkung auf eine kommende Schwangerschaft hätte und wir diese durchziehen wollten. Auch mit dem Wissen um mögliche Neben- oder Folgewirkungen der Behandlung.

Einige Tage später hatten wir dann auch schon den ersten Termin bei Dr. R. Ralf musste an besagtem Morgen Blut abgeben. Dieses wurde in der Praxis gereinigt, ich sollte einige Stunden später die gefilterten Lymphozyten in den Unterarm gespritzt bekommen. Im Forum war die Rede von zehn kleinen Nadelstichen, die in den Unterarm gepiekst werden. Der Arm soll danach sehr stark anschwellen und sich röten, das sei eine gute Reaktion. Übers Forum hatte ich witzigerweise eine Frau kennen gelernt die am selben Tag wie ich ihren Termin bei Dr. R. hatte. Da ich sie bislang nur übers Forum kannte, verabreden wir uns und waren beide gespannt aufeinander zu treffen. So hatte dieser Termin doch auch etwas Gutes und ich lernte eine weitere Leidensgenossin kennen.

Mittags, als mein Termin kurz bevor stand, traf ich in der Praxis auf meine Forumsbekanntschaft. Wir waren uns sofort sympathisch und sprachen offen über unsere beiden Wege und wie die weiteren Pläne aussehen könnten. Beide waren wir aber voller Hoffnung, dass es nach der Immunisierung nun endlich klappen würde und wir keinen Plan B aus der Tasche würden ziehen müssen.

Als ich an der Reihe war, beschlich mich ziemlich die Angst. Es sollte ja wirklich sehr unangenehm sein und höllisch weh tun. Mehr Angst aber hatte ich fast noch vor den Nebenwirkungen, insbesondere vor dem anaphylaktischen Schock. Dabei kommt es wohl zu einem lebensbedrohlichen Versagen des Herz-Kreislauf-Systems und es besteht Lebensgefahr. Ich äußerte meine Bedenken bei Frau Dr. R., die mir jedoch lächelnd versicherte, dass dies bislang noch nie vorgekommen sei. Ich war etwas beruhigter und schaute angespannt zu, wie die Lymphozyten meines Mannes in Form von Flüssigkeit in eine Spritze aufgezogen wurden. Dann ging es los. Sie schritt zur Tat und jagte mir die Spritze in den Unterarm. Autsch, das tat weh! Ich wurde mit jedem Stich blasser und musste ordentlich auf die Zähne beißen. Mit solch einem Schmerz hatte ich nicht gerechnet! Ich wartete fast darauf ohnmächtig zu werden. Aber zum Glück passierte nichts dergleichen. Außer, dass mein Arm in Sekundenschnelle wahnsinnig dick und rot wurde. Er schwoll auf fast das Doppelte an. „Ein gutes Zeichen!" sagte Dr. R. Ich hatte es überstanden. Mit einem dicken Pflaster am Arm verließ ich den Raum. Eine halbe Stunde musste ich draußen sitzen bleiben, um auszuschließen, dass doch noch Nebenwirkungen auftraten. Dann durfte ich gehen. Der zweite Termin der aktiven Immunisierung war in vier Wochen angesetzt. Ich wünschte meiner Forumsbekanntschaft, die inzwischen auch alles hinter sich hatte, alles Gute. Unser Kontakt hielt noch etliche Monate, in denen wir uns gegenseitig auf dem Laufenden hielten, was unsere Bemühungen hinsichtlich des Kinderwunsches betraf.

Die nächste Woche war äußerst unangenehm. Ich hatte ziemliche Schmerzen am malträtierten Arm, bereits leichte Berührungen verursachten große Qualen. Und kaum wurde es erträglicher, rückte auch schon der zweite Termin heran. Wieder wurde der Arm dick und dicker, wieder waren es arge Schmerzen, aber ich war froh, dass es vorbei war. Jetzt war die Devise wieder abwarten. Aber das kannten wir ja schon. Denn erst in ein paar Wochen konnte aufgrund einer erneuten Blutuntersuchung gesagt werden, wie mein Körper auf die Immunisierung reagiert hatte. Frau Dr. R. vermutete allerdings aufgrund meiner starken Hautreaktion beim ersten Mal, dass es ein gutes

Ergebnis werden würde. Wir mussten eben wieder abwarten.

Dezember 2003

Inzwischen war es Dezember geworden und Weihnachten stand mal wieder unmittelbar vor der Türe. Erneut ein Weihnachten ohne Kind. Dafür aber mit dem Kind meiner Schwester. Es war für mich trotz allem wie ich mich mit Jonathan angefreundet hatte manchmal unerträglich dieses Glück mit anzusehen. Gerade an Weihnachten fiel es mir besonders schwer. Ich wollte doch auch diese leuchtenden Augen bei meinem Kind sehen, wenn die Geschenke unter dem Weihnachtsbaum lagen.

Deshalb hatten Ralf und ich uns entschieden, dieses Jahr dem Familienfest zu entfliehen und hatten einen schönen Urlaub in Asien gebucht. Es tat mir zwar selbst etwas weh, da mir Weihnachten immer viel bedeutet hatte, aber Ralf und auch meine Eltern bestärkten mich, diese Reise zu buchen und mir nicht so viele Gedanken zu machen.

Zudem hatte ich ab dem neuen Jahr meinen neuen Job anzutreten und in der Probezeit würde es mir erst einmal nicht möglich sein, länger in den Urlaub zu fahren. Ich war also einigermaßen versöhnt und freute mich auf die Reise in die Wärme. Endlich mal wieder abschalten von der Mühle der Behandlungen, Untersuchungen und Enttäuschungen.

Kurz vor Weihnachten erhielten wir die ersehnten Ergebnisse der aktiven Immunisierung. Die Behandlung hatte bestens angeschlagen, einem erneuten ICSI-Versuch war nichts entgegenzusetzen. Prima! Mein Plan war nun folgender: Urlaub genießen, neuen Job beginnen, den nächsten Versuch durchziehen. Und da ich eigentlich gar keine so rechte Lust auf meine Festanstellung hatte hoffte ich, nun endlich schnell schwanger zu werden. Denn durch die Immunisierung hatten wir ja nun beste Voraussetzungen. Zumindest hatte ich im Forum fast ausschließlich von Frauen gelesen, bei denen es gleich im nächsten Versuch nach der Immunisierung geklappt hatte. Warum also nicht auch endlich bei uns?!

Unser Urlaub war wunderschön, wir konnten endlich die Zeit wieder etwas genießen, entspannen, Wein und Cocktails trinken, lesen und es uns einfach gut gehen lassen. Asien beeindruckte uns wahnsinnig, wir waren beide hin und weg von dieser Kultur, von den Menschen und dem Land. Die Zeit sollte stehenbleiben, es ging mir gut wie schon lange nicht mehr. Auch unsere Beziehung war wieder eng, wir hatten Spaß miteinander, konnten uns aber auch über ernste Themen unterhalten. Die Paar-Therapie hatte wohl etwas bewirkt, auch wenn man aktiv daran arbeiten musste. Aber es war schön, sehr schön zusammen zu sein. Bald rückte der Heilige Abend näher. Hier in der Wärme bekam man zwar von all dem Weihnachtsrummel gar nichts mit. Trotzdem wurde ich gegen Abend sehr sentimental, als ich bei meinen Lieben zuhause anrief und die Stimmen meiner Eltern durchs Telefon hörte. Sie klangen fröhlich, würden den Abend mit meiner Schwester und Familie sowie mit meinen Schwiegereltern verbringen. Alle waren zuhause gut versorgt und ich solle mir keine Gedanken machen, sagte mein Vater. Es war schön zu hören, aber ich war auch ein wenig traurig. Es war das allererste Weihnachten, das ich ohne meine Eltern feierte, die mir doch so wichtig waren. Wir verabschiedeten uns mit guten Wünschen für den heutigen Abend, den wir weit entfernt voneinander verbringen würden. Ralf bemerkte meine etwas trübe und traurige Stimmung, versuchte mich aber sofort aufzumuntern und mir die positiven Dinge zu zeigen. Wir waren hier in der Sonne, im Urlaub, in einem wunderbaren Land und hatten einen tollen Abend vor uns. Er behielt auch Recht. Es wurde ein schönes Weihnachtsfest in der Ferne. Zwar sehr viel anders als im kalten Deutschland, aber schön. Zufrieden fiel ich spät am Abend neben Ralf leicht beschwipst ins Bett.

Viertes Kapitel

2004 – Der Kinderwunsch hat weiter Priorität 1

Die dritte ICSI – wieder in Österreich

Januar 2004

Frisch erholt und gestärkt kamen wir aus dem Urlaub zurück in ein neues Jahr. Vielleicht war das unser letztes Weihnachten ohne Kind gewesen? Ich hoffte es sehr und setzte große Hoffnungen in die Immunisierung.

Erst einmal ging es mit dem neuen Job los. Ich hatte mich schnell eingearbeitet, hatte viele neue und nette Kollegen und war zunächst einmal beschäftigt. Allerdings störten mich sehr die festen Arbeitszeiten, die dort strikt eingehalten wurden. Nichts mit Gleitzeit oder sonstigen Freiheiten, es waren klare Angaben wann man am Platz zu sein hatte. Es war eine große Umgewöhnung für mich und nervte mich die erste Zeit ziemlich. Am meisten freute mich aber, dass ich mich mit einer der ebenfalls neuen Kolleginnen sehr gut verstand. Auch sie war recht neu im Unternehmen und es entstand eine sehr schöne neue Freundschaft, die bis heute anhält, auch wenn wir inzwischen beide nicht mehr in diesem Unternehmen arbeiten.

Was unsere weitere Kinderwunschbehandlung anging waren wir etwas in der Zwickmühle. Es hieß, dass nach einer erfolgten und vor allem gut angeschlagenen aktiven Immunisierung am besten schnell eine Schwangerschaft angestrebt werden sollte. So stand es im Abschlussbericht von Dr. R. Eine Schwangerschaft sollte angestrebt werden. Ich fand alleine die Formulierung herrlich. Was sonst sollte man anstreben? Das Problem war aber, dass mit einer neuen Behandlung wieder Fehlzeiten im Büro angesagt waren und ich mir neue Ausreden für mindestens zwei Tage würde einfallen lassen müssen. Zudem kamen noch die zwei bis drei Ultraschalls bei Dr. G. Dort konnte man glücklicherweise schon früh morgens kommen, allerdings musste ich ja Punkt halb neun bei der Arbeit sein. Wir entschieden uns dann aber doch schnell für einen neuen Versuch, da wir uns sagten, der Kinderwunsch hat Priorität 1. Irgendwie würden wir es terminlich schon hinbekommen.

März 2004

Kurz vor Start der nächsten ICSI, die wir erneut in Österreich durchziehen wollten, erhielt ich von Frau Dr. R. noch eine Empfehlung für die Begleitbehandlung. Ich fand es prima, dass sie den kompletten ICSI-Versuch betrachtete und Medikamente vorschlug, die den Versuch unterstützen konnten. Es war im Rahmen der Immunisierung festgestellt worden, dass meine natürlichen Killerzellen im Körper mit 20% recht hoch waren. Die Zusammenhänge waren mir nach langer Recherche einigermaßen klar. Zu hohe Killerzellen deuteten auf ein überreagierendes und überaktives Immunsystem hin. Dies wiederum behindert anscheinend die Einnistung eines Embryos in meinem Körper. Allerdings waren all diese Untersuchungen und Zusammenhänge mit dem Kinderwunsch nicht nachweisbar. Es handelte sich um noch nicht über Studien festgestellte Vermutungen. Wobei mir der Zusammenhang recht logisch erschien. Ich wollte also die empfohlenen Zusatzmedikamente einnehmen. Dabei handelte es sich um ein Kortison, welches über den gesamten Versuch einzunehmen war. Dadurch sollten die natürlichen Killerzellen nach unten gedrückt und in Schach gehalten werden, um einem Embryo die Chance zu geben sich einzunisten.

Zudem gab es ein Medikament, das allerdings auch nicht ungefährlich in den Nebenwirkungen war. Es hatte ebenfalls Einwirkungen auf das überaktive Immunsystem und sollte dem entgegenwirken, dass der weibliche Körper auf den Embryo nicht abweisend reagiert. Dabei handelte es sich um Immunglobuline (IVG), die man an bestimmten Tagen vor und nach dem Transfer intravenös verabreicht bekam.

Dies alles war großes Neuland für mich und Ralf. Mit dem intramuskulären Spritzen hatte ich mich ja bereits angefreundet, aber diese IVGs waren mir etwas spanisch. Zumal ich keine Ahnung hatte wer mir das Zeug würde einflösen können. Ich nahm mir vor beim nächsten Ultraschall Dr. G. zu fragen, ob er dies übernehmen würde. Denn dafür extra nach Österreich zu fahren, das war nicht machbar. Ich müsste dazu schon fast eine Woche dort verbringen mit all den Terminen. Und dies wiederum war mit der Arbeit nicht zu vereinbaren. Auch so schwante mir, dass es bei diesem Versuch einiges an Terminen geben würde. Ich hoffte nur, dass ich alles irgendwie hindrehen konnte, ohne dass in meiner neuen Firma jemand Verdachte schöpfen würde. Ich war ja zudem auch noch in der Probezeit.

Als ich in diesem Zusammenhang in den Kalender schaute bemerkte ich, dass mit viel Glück entweder die Punktion oder der Transfer auf Ostern fallen müsste. Das wäre prima, somit müsste ich mir weniger Ausreden einfallen lassen. Auf der anderen Seite wusste ich, dass Dr. G. zwar samstags in seine Praxis kam sofern es unbedingt notwendig war, aber nicht an einem Sonntag oder Feiertag. Aber was half es, wir mussten abwarten wie die Termine fielen und wann welche Aktionen angesetzt waren.

Als der nächste Zyklus kam, ging es am 21. Tag wieder los mit der Downregulierung. Dasselbe Protokoll wie die letzten beiden Male. Es war mir also alles schon bekannt und die Spritzen fast schon Routine. Zunächst die einfachen subkutanen Spritzen in den Bauch. Mit Beginn der Periode das Medikament für die Stimulation der Eierstöcke intramuskulär ins Gesäß. Mittlerweile war ich wirklich schon sehr geübt und lebte das Leben während der Behandlung einigermaßen problemlos weiter ohne irgendwelche Einschränkungen. Lediglich die letzten Tage vor der Punktion waren etwas unangenehm, da der Bauch dicker wurde und es zwickte und zwackte. Der erste Ultraschall nahte und wir waren wieder gespannt wie viele Follikel es waren. Leider produzierten meine Eierstöcke dieses Mal nicht ganz so viele Follikel, auf dem Ultraschall waren nur sieben Stück zu sehen. Ich war etwas enttäuscht, Ralf meinte jedoch es müsste ja nur aus einem etwas werden, das würde reichen. Klar, er hatte ja recht, aber zur Sicherheit wären ja mehr auch nicht schlecht. Das übliche Prozedere, ein zweiter Termin zum Ultraschall, die Auslösespritze und dann die Informationen, wann wir zur Punktion nach Österreich fahren sollten. Mein Plan mit Ostern ging einigermaßen gut auf, die Punktion sollte am Mittwoch vor Ostern stattfinden und der Transfer war für Ostermontag geplant. Prima, nur ein Tag, für den ich eine Ausrede finden musste! Allerdings hatte ich dafür das Problem, dass ich laut Frau Dr. R. die IVGs einen Tag vor dem Transfer, also am Ostersonntag bekommen sollte. Aber wer konnte mir eine Infusion legen am Ostersonntag? Dr. G. stand dafür nicht zur Verfügung, auch Frau Dr. R. hatte wie er die Praxis über Ostern geschlossen. Wir überlegten hin und her. Dann kam uns eine Idee.

Wir hatten im Freundeskreis eine weitere Ärztin, deren Vater ebenfalls als Arzt Belegbetten im örtlichen Krankenhaus hatte. Vielleicht konnte er mich im Krankenhaus an die Infusion anschließen? Einen Versuch war es wert. Ich telefonierte mit unserer Freundin, die wir bereits vor längerer Zeit in unsere Kinderwunschbehandlung eingeweiht hatten. Sie verstand unser Problem sofort und versprach ihren Vater zu fragen. Am Abend wollte sie sich zurückmelden, ob er über Ostern überhaupt zuhause wäre. Wie versprochen kam noch an diesem Tag ihre Rückmeldung, dass ihr Vater uns gerne behilflich sein könnte. Wir sollten direkt mit ihm vereinbaren zu welchem Zeitpunkt wir im Krankenhaus erscheinen würden. Puh, das war geschafft! Ich war ihm sehr dankbar, dass er seine freie Zeit, auch noch an einem Feiertag, für uns freischaufelte. Somit waren alle Termine geregelt. Auch das Medikament für die Infusion hatte ich bereits zuhause im Kühlschrank liegen.

Dann war es soweit, die dritte Punktion stand vor der Tür. Im Büro hatte ich am frühen Morgen angerufen und erzählt, dass ich die ganze Nacht gespuckt hätte. Es war gar kein Problem, ich solle mich wieder erholen und falls es morgen noch nicht besser sei, mich einfach nochmals melden. Kurze Zeit später stiegen wir ins Auto und fuhren gen Österreich. Inzwischen kannten wir das Vorgehen schon. Kurze Vorbesprechung, Umziehen für die OP, auf den Stuhl und dann kam die Narkose. Immer wieder ein für mich unangenehmes Gefühl. Man konnte nichts mehr kontrollieren und musste sich komplett auf das Ärzteteam verlassen. Für Ralf bedeutete diese Zeit Hand anzulegen und seinen Teil im Rahmen der Behandlung zu erfüllen. Die erste Frage nach dem Aufwachen galt erneut der Anzahl der gewonnenen Follikel. Ich war extrem entsetzt als ich die Zahl „fünf" hörte. Was? Nur fünf Follikel konnten gewonnen werden? Ich war total enttäuscht! Noch etwas benebelt von der Narkose machte ich mir schon Gedanken ob alles umsonst gewesen war? Blieb bei der Anzahl überhaupt etwas übrig für einen Transfer? Einige Minuten später stand ein Arzt an meiner Liege. Ralf saß neben mir. Der Arzt erzählte etwas von einem neuen Verfahren, der sogenannten Intrazytoplasmische Morphologisch Selektierte Spermien Injektion (IMSI).

Diese könnte man bei uns anwenden, da lediglich fünf Follikel zur Verfügung ständen. Aber was war denn nun wieder IMSI? Der Arzt klärte uns kurz auf. Eine IMSI ist sozusagen eine ICSI, bei der die Spermien mittels einer hohen Vergrößerung ausgewählt werden. Dadurch soll die Schwangerschaftsrate verbessert werden, da die Chance größer ist, funktionsfähige Spermien für die ICSI zu gewinnen. Sollten wir uns dafür entscheiden, wären Mehrkosten in Höhe von € 500,- zu zahlen. Noch mehr Geld! Die ICSI war schon so nicht billig, da gerade Österreich den Patienten gut in die Tasche greift. Zudem nun noch dieser Batzen Geld. Aber es gab eigentlich nichts zu überlegen. Wir wollten alles dafür tun, damit es endlich klappte und stimmten der IMSI zu.

Wieder zuhause angekommen, erholte ich mich wie üblich schnell wieder von der Punktion. Nun stand noch ein Arbeitstag an und dann war Ostern. Aber zuerst ging es darum, dass wir mindestens ein befruchtetes Ei für den Transfer hatten. Ich hoffte sehr, dass die IMSI uns dabei half. Voller Herzklopfen wählte ich am nächsten Tag wie vereinbart die Nummer aus dem Labor in Österreich und hatte gleich den Biologen an der anderen Leitung. „Wir konnten vier Eizellen befruchten und sie sehen alle bisher gut aus. Transfer ist am Ostermontag" hörte ich ihn sagen. Juhu!!! Die IMSI war es wohl doch wert gewesen, dass vier aus fünf Eizellen befruchtet werden konnten. Mein nächster Anruf galt Ralf, um ihm die frohe Botschaft mitzuteilen.

Am Ostersonntag trabten wir mit den Medikamenten für die Infusion ins Krankenhaus, um dort den Vater unserer Freundin zu treffen. Ich rechnete es ihm sehr hoch an, dass er am Feiertag für uns da war. Er begrüßte uns freundlich und fragte zunächst einmal nach, warum wir denn diese IVGs bräuchten? Er war zwar selbst

Frauenarzt, aber auf dem Gebiet der neueren Forschungsergebnisse in Sachen Kinderwunschbehandlung nicht eingearbeitet. Interessiert hörte er unseren Erklärungen zu und munterte mich auf, ich sei ja noch so jung. Wie oft hatte ich das nun schon gehört. Und vielleicht würde uns dieses Medikament weiterhelfen. Dann legte er den Schlauch für die Infusion und hängte den Beutel über mich. Ich hatte Angst, als die ersten Tropfen in meinen Arm hineinflossen. Schön langsam sollte die Flüssigkeit übertragen werden, hatte Dr. R. noch erwähnt. Dies gab ich weiter. Unsicher hörte ich in meinen Körper hinein, ob irgendetwas passierte, ob ich gleich ohnmächtig werden würde oder sonst etwas darauf hinwies, dass ich das Medikament nicht vertragen würde. Es war nämlich auch bei diesem Medikament, ähnlich wie bei der aktiven Immunisierung die Rede davon, dass ein anaphylaktischer Schock auftreten könnte. Wobei ich etwas gelassener war, denn immerhin befand ich mich ja im Krankenhaus. Sollte etwas sein, dann würden sie mir hier sicher am besten helfen können. Nach einer halben Stunde, wir hatten uns unterdessen sehr nett mit dem Arzt unterhalten, war der Beutel leer und auch dieser Schritt war geschafft. Ich solle noch ein paar Minuten liegenbleiben, dann könnten wir gehen, hieß es. Wir bedankten uns nochmals sehr für die freundliche Unterstützung und nahmen die Wünsche für eine baldige Schwangerschaft gerne an.

Einen Tag später fuhren wir erneut nach Österreich. Auch hier das übliche Prozedere. Kurzes Gespräch mit dem Arzt, der uns freudig mitteilte, dass zwei Blastos in sehr guter Qualität auf uns warteten. Die anderen beiden hatten es wohl nicht geschafft. Wir hatten somit wieder keine Kryos, sollte dieser Versuch nicht klappen. Aber das war erst einmal egal. Freudig nahm ich auf dem Stuhl Platz, Ralf neben mir. Über einen kleinen Fernseher konnten wir den Transfer verfolgen. Ich musste noch kurz liegenbleiben, bis wir auch diesen letzten Schritt über die Bühne gebracht hatten. Nun hieß es wieder warten und weiter spritzen bis zum Bluttest. Wieder zwei Wochen ausharren, in sich hinein hören, jedes Zeichen deuten, bis man nach unendlichen 14 Tagen Gewissheit hatte. Aber es gab nun mal keine frühen Schwangerschaftsanzeichen. Immer wieder wurde das Thema im Forum diskutiert. Keine der Frauen war entspannt in der sogenannten 14-tägigen „Warteschleife". Jede versuchte schon vorher zu deuten, ob es geklappt hatte oder nicht. Allerdings konnten alle Anzeichen auch von den Medikamenten kommen, die man weiterhin nehmen musste.

Ralf und ich waren bei diesem Versuch beide sehr positiv. Ich war irgendwie der Meinung, dass die Immunisierung etwas bewirkt hatte und ich dieses Mal schwanger werden würde. Die nächsten zwei Wochen waren aber trotzdem wie üblich furchtbar. Was mich etwas irritierte war, dass alles wie bei den anderen Versuchen war. Ich fühlte nichts anderes, manchmal zwickte es im Bauch, mal auf der rechten und mal auf der linken Seite. Ich spritze gewissenhaft das Progesteron in mein Gesäß hinein und hoffte, dass die zwei Wochen bald vorbei waren. Es war auch dieses Mal dasselbe. In der ersten Woche war ich recht zuversichtlich und dachte, es wird schon geklappt haben. Mit jedem abgelaufenen Tag der zweiten Woche wurde ich pessimistischer. Ralf war nach wie vor der Optimist in Person und war bereits dabei sich Vornamen für unser Kind zu überlegen. Ich fand das furchtbar, denn je mehr ich mich mit einer möglichen Schwangerschaft beschäftigte, desto tiefer würde ich wieder fallen wenn der Test negativ war. Auch hier waren wir beide so unterschiedlich wie Feuer und Wasser. Jeder ging mit der Warteschleife anders um. Und so kam es auch nicht selten innerhalb der zwei Wochen vor, dass wir uns stritten. Ich hatte immer wieder Ängst und das Gefühl der Hoffnungslosigkeit und erhoffte mir Verständnis von Ralf. Er wiederum warf mir dann vor, ich solle nicht so negativ denken. Wenn sich das Negativ bewahrheiten würde, könnte ich immer noch lange genug traurig sein. Also wand ich mich wieder an meine Freundinnen und Bekanntschaften im Forum.

Zwischendurch traf ich meinen Mädels-Kreis aus dem Forum. Das war eine der positiven Seiten am unerfüllten Kinderwunsch. An den regelmäßigen Stammtischen hatte ich mich speziell mit drei Mädels so gut unterhalten, dass wir beschlossen, uns auch außerhalb der Stammtisch-Termine zu treffen. So etablierten sich unsere Abende zu viert, an denen wir uns abwechselnd bei einer von uns zuhause trafen, gemeinsam kochten und uns angeregt unterhielten. Es waren lustige und unterhaltsame Abende. Im geschützten Rahmen konnten wir uns wunderbar austauschen über solch sensible Themen wie den Kinderwunsch allgemein, neue Behandlungsmethoden, aber auch über sehr viele andere Themen, die nichts mit dem Kinderwunsch zu tun hatten. Alle hatten wir einige negative Versuche hinter uns. Eine von uns war meistens in der Warteschleife und es wurde mit gehibbelt und mit gehofft. Sie alle hatten es immer wieder geschafft, mich nach meinen negativen Versuchen wieder aufzubauen. Alle drei waren sie in den Tagen nach einem Pipitest für mich da gewesen und hatten mich getröstet. Es war schön so viel Hilfe zu erfahren. Auch meine Eltern und Freunde, die von unseren Versuchen wussten fühlten natürlich immer mit uns, aber keiner konnte es so gut verstehen wie Gleichgesinnte, die dasselbe mitmachen mussten. Oft frotzelten wir darüber, wie es wohl sein würde, wenn die erste von uns schwanger sei. Ob unsere Abende dann immer noch so fortbestehen würden? Oder ob dann der erste Neid auf die Schwangere aufkommen würde? Ich hoffte nur, dass ich nicht die Letzte sein würde, die schwanger wird.

Irgendwann gingen auch diese zwei Wochen des Wartens ihrem Ende zu. Am Tag vor dem Test war ich ein reines Nervenbündel. Einerseits war ich recht hoffnungsfroh, andererseits konnte ich nicht daran glauben, dass ich schwanger geworden war. Wie üblich machte ich am Morgen einen Pipitest. Ralf wollte dabei sein. So standen wir am frühen Morgen gemeinsam im Bad. Der Teststreifen lag neben uns und wie gebannt starrten wir auf den Test. Der erste Streifen ließ nicht lange auf sich warten. Es war der Streifen, der anzeigte, dass der Test funktionsfähig war. Nun warteten wir auf den zweiten Streifen, der eine Schwangerschaft anzeigen würde. Nichts. Gar nichts. Es wurde kein zweiter Streifen sichtbar. Ich war wie erstarrt. Konnte im ersten Moment nicht einmal weinen. Sondern war nur sauer. Auf mich, meinen Körper, die ganzen Mühen, das viele Geld, das wir wieder in diesen Versuch gesteckt hatten und auf die ganze Welt. Es war doch zum Kotzen! Ralf meinte ich solle doch noch einen zweiten Test machen, vielleicht wäre dieser kaputt? Wie sollte er denn fehlerhaft sein, wenn der erste Strich einen funktionsfähigen Test anzeigte? Ich weigerte mich und musste nun doch weinen. Natürlich war Ralf auch sehr traurig, zeigte dies aber nicht so deutlich, sondern nahm mich einfach fest in den Arm. Glücklicherweise war Samstag und ich musste nicht ins Büro. Konnte erst einmal in Ruhe weinen, traurig sein und mich verkriechen. Das Wochenende war wieder gelaufen. Alles war umsonst gewesen. Dabei hatten wir doch dieses Mal so gute Voraussetzungen.

Nach einem Wochenende das schlimmer nicht sein konnte, waren Ralf und ich uns einig. Aufgeben wollten wir nicht. Aber nach Österreich wollten wir auch nicht mehr. Drei Versuche hatten wir nun schon hinter uns. Dabei waren so viele Mädels aus dem Forum in Österreich, speziell in Österreich, recht schnell schwanger geworden. Meist war es doch die verlängerte Kultivierung und anschließende Auswahl der besten Blastos. Aber auch das hatte uns nichts geholfen, nicht einmal die IMSI für € 500,-, die wir ja obendrein bei diesem Versuch bezahlen mussten. Wir wollten etwas Neues versuchen. Allerdings wollte ich trotzdem noch einmal mit einem Arzt in Österreich telefonieren um zu hören, ob es von Seiten der Praxis neue Ansätze gab. Einen Telefontermin erhielt ich unmittelbar für den übernächsten Tag.

Was eine neue Praxis anging hatte ich bereits eine Idee. Unser Heimatort kam nicht in Frage. Eine Praxis hatten wir ja hier bereits durch, die uns nicht überzeugt hatte. Die anderen hatten keinen guten Ruf. In unserer Nähe lag Ulm, dies war auch zum Fahren nicht so weit wie Österreich und sicher gut machbar. Auch hier versuchte ich einen schnellen Termin zu bekommen, was sich allerdings als sehr schwer herausstellte. Wollte man überdies noch zum Chef der Praxis so wie wir, dann war der nächste Termin erst in vier Wochen möglich. Aber was sollten wir tun? Wieder verstrich ein Zyklus bis zum nächsten Erstgespräch in der neuen Praxis. Bis dahin ließ ich zumindest von Frau Dr. R. meine Blutwerte, speziell die Killerzellen, erneut überprüfen. Immerhin war damit irgendetwas getan und wir konnten diese Werte zur Besprechung in die neue Praxis mitnehmen.

Der Telefontermin mit Österreich war ernüchternd. Kein Mitgefühl, keine neuen Ideen, sondern Standardantworten. Wenn es dreimal nicht geklappt hätte dann sei das keine gute Voraussetzung dafür, dass beim vierten Mal eine Schwangerschaft eintreten würde. Zumal wir ja immer gute Blastos gehabt hätten. Neue Methoden oder ein anderes Protokoll? Nein, man hätte mit dem langen Protokoll die besten Erfahrungen. Einnistungsstörungen aufgrund der Immunologie? Nein, davon halten wir nichts, es gibt keine Einnistungsstörungen. Man müsse sich damit abfinden, dass es nicht klappt und weitere Chancen gering seien. Entsetzt, enttäuscht und völlig deprimiert beendete ich das Gespräch und verabschiede mich mental von dieser Praxis. Eine Frechheit war das, sich anhören zu müssen man solle vom Kinderwunsch Abschied nehmen. Mir kam es so vor, dass die Praxis mich auch kein weiteres Mal behandeln wollte, damit ich ihre Schwangerschaftsraten nicht nach unten ziehen würde. Denn damit brüstete sich die Praxis, dass sie mit die höchsten Raten erreicht.

Die Zeit zwischen dem Negativ und dem neuen Termin verstrich glücklicherweise einigermaßen schnell. Irgendwie rappelte ich mich doch immer wieder auf. Es half ja alles nichts. Wir planten überdies noch ein verlängertes Wochenende zum Kurzurlaub in den Bergen und amüsierten uns mal wieder so richtig gut mit viel Alkohol und gutem Essen. Wenigstens das konnte ich genießen.

Die vierte ICSI – Wechsel in die Kinderwunschpraxis nach Ulm

Juni 2004

Dann war es endlich soweit. Unser Gesprächstermin in Ulm stand an. Gespannt und offen für neue Methoden und Ideen fuhren Ralf und ich an einem Nachmittag in die Praxis. Ich hatte im Büro einen halben Tag Urlaub genommen. Glücklicherweise fragte niemand nach, warum ich einen halben Tag fehlte. Im Wartezimmer war es sehr voll, auch an der Anmeldung mussten wir erst einmal lange warten. Währenddessen konnte man sich einen Eindruck von der neuen Praxis machen. Alles sehr hochwertig ausgestattet, neue Einrichtungen, helles Ambiente, alles vom Feinsten. Na wenn die so arbeiteten wie es hier aussah dann waren wir hier richtig. Es kam einem trotzdem der Gedanke, dass diese anmutige Einrichtung auch nur durch die hohen Kosten der Behandlung finanzierbar war. Ein gutes Geschäft musste das sein, das man mit Kinderwunschbehandlungen erzielen konnte. Die Patienten sind darauf angewiesen, zahlen meist jeden Preis, damit sie nur schwanger werden. Und der Arzt kann sich davon so einiges leisten.

Nach einer langen Wartezeit wurden wir aufgerufen. Wir durften auf einem Sofa vor den Behandlungszimmern Platz nehmen. Zwischenstation. Dort hieß es wieder warten. Aber immerhin war man ein Stück vorgerückt. Dann wurden wir aufgerufen und folgten dem Chef der Praxis in sein Zimmer. Auf den ersten Blick ein angenehmer Mann, er schien lange Erfahrung zu haben im Geschäft. Geduldig hörte er uns zu und studierte parallel unsere mitgebrachten Befunde. Wir hatten alles nach Datum sortiert und die für uns wichtigsten Punkte markiert. Denn es war gar nicht so einfach in der Masse der Befunde das Wichtigste in Kürze zu erkennen. Dr. G. meinte, dass es eigentlich gar keinen Grund gäbe, warum es bei uns nicht klappen könnte. Das hatten wir ja nun schon öfters gehört. Als er fertig war mit seinen Ausführungen stellte er seinen Plan vor.

Dr. G. schlug vor eine IVF durchzuführen und zwar mit einem anderen Protokoll, dem sogenannten Antagonisten-Protokoll. Im Gegensatz zum langen Protokoll muss man dafür keine Downregulierung der Eierstöcke vornehmen. Denn die Stimulation erfolgt im natürlichen Zyklus. Es wird zudem recht kurz und niedrig stimuliert. Der Eisprung wird ebenfalls durch ein Medikament verhindert und dann ausgelöst, wenn die Follikel eine entsprechende Größe vorweisen. Dieses Protokoll sei sehr patientenfreundlich, da die Hormongaben niedriger dosiert seien und dadurch geringere Nebenwirkungen zu erwarten sind.

Was mögliche Einnistungsstörungen betraf, so empfahl er das Immunsystem mit Kortison zu schwächen, damit der Embryo bessere Chance hätte sich einzunisten. Ich solle dazu Prednisolon einnehmen und zwar bereits ab Beginn der Stimulation. Kurz vor der Punktion werde die Dosis erhöht. Damit würden im besten Fall meine natürlichen Killerzellen sinken, denn diese waren zuletzt zu hoch gewesen. Dies entsprach auch der Empfehlung von Dr. R., von der ich viel hielt und auf deren Meinung ich vertraute.

Da uns die Gabe von Immunglobulinen im letzten Versuch kein Positiv beschert hätte, würde er gerne darauf verzichten. Es sei sowieso nicht bewiesen, dass diese Art der Therapie einen Einfluss auf die Schwangerschaftsraten hätte. Kortison müsste in meinem Fall ausreichen.

Er schlug zudem vor, bei einer seiner Kolleginnen kurz vor dem Transfer eine Akupunktur-Behandlung vornehmen zu lassen. Dadurch könne sich die Gebärmutter auf einen Gast vorbereiten. Mir erschien das recht esoterisch, aber wenn es helfen sollte, warum nicht. Die Behandlung würde in den Räumen der Praxis stattfinden. Dies waren zwar wieder Extrakosten, aber auch diese Methode wollten wir versuchen. Schaden konnte es ja nichts. Außer unserem Geldbeutel.

Was er dann erwähnte schlug mir doch sehr aufs Gemüt. Ich erschien ihm psychisch sehr labil. Kein

Wunder, beim Erzählen unserer Geschichte musste ich ja auch mal wieder weinen. Was ich denn arbeiten würde, fragte er. Ich erzählte kurz, auch von meinem Jobwechsel und was dort meine Aufgaben waren. Nun kam er auf die Psychoschiene. Wenn Kopf und Körper zu sehr im Beruflichen eingespannt seien, würde es mit einer Schwangerschaft schwer klappen. Man müsse dem Kopf auch genug Zeit geben sich auf ein Kind vorzubereiten. Ruhephasen würden mir fehlen und meine Psyche wäre sehr angegriffen. Na klar, das war mir selbst bewusst. Allerdings war meine Psyche nicht von der Arbeit angegriffen, sondern von der Tatsache, dass ich nicht schwanger wurde! Ich erwähnte, dass wir bereits in psychologischer Behandlung seien. Sein Ansatz war allerdings der, dass ich am besten meinen Job aufgeben sollte, um mich auf ein Kind einzustellen. Ich fiel fast vom Stuhl. Was dachte er eigentlich? Sollte ich tagein tagaus zuhause sitzen und darauf warten, bis es endlich Klick gemacht hatte? Und was war wenn es nie Klick machen würde? Mal ganz zu schweigen von den hohen Arztrechnungen, die durch die Behandlungen zu zahlen waren? Ich verstand nun die Welt nicht mehr. Er drückte mir eine Visitenkarte einer Psychologin in die Hand. Sie habe viel Erfahrung mit Kinderwunschpatienten und hatte die Praxis ebenfalls in Ulm. Widerwillig nahm ich die Karte mit. Wie ich allerdings meinen Job mit einer Psychologin in Ulm vereinbaren sollte war mir noch nicht ganz klar. Zudem hatte ich ja meine Psychologin in unserem Heimatort, bei der ich mich sehr wohl fühlte.

Wir vertieften das Thema nicht weiter. Stattdessen widmeten wir uns noch Ralfs Spermiogramm. Die Werte seien ja sehr schwankend, meinte er. Absolut übel sei die Qualität und Anzahl der Spermien nicht, aber auch nicht gerade berauschend. Auch ihm verordnete er wenig Stress und vor allem wenig bis keinen Alkohol. Vor allem während des Versuchs und mindestens vier Wochen davor. Ich selbst solle natürlich auch keinen Alkohol trinken, denn dies könnte einen schlechten Einfluss auf die Eizellen haben. Alles klar, mal wieder kein Tropfen Alkohol die nächsten Wochen. Nicht dass wir ohne Alkohol nicht auskamen, aber wir tranken doch sehr gerne guten Wein oder auch mal ein Bier. Auch in unserem Freundeskreis wurde gerne mal ein guter Tropfen getrunken. Jeder würde also wieder wissen, dass wir einen neuen Versuch in Sachen Schwangerschaft unternahmen, wenn wir beide über die nächsten Wochen nur Wasser orderten. Aber wir hatten uns für die Offenheit im Freundeskreis entschieden und waren darüber auch recht froh.

Zum Schluss äußerte er, dass wir bereits im nächsten Zyklus beginnen könnten, denn die Blutwerte, die mir vor kurzem bei Dr. R. abgenommen wurden, seien soweit in Ordnung. Wir sollten uns draußen das Protokoll und die Rezepte geben lassen. Ich sprach noch an, dass ich die Ultraschalluntersuchungen gerne bei meinem Frauenarzt durchführen lassen wollte, damit ich nicht ständig nach Ulm fahren musste. Das war für ihn in Ordnung, denn er kannte den Kollegen. Er würde uns dann wieder zur Punktion sehen.

Bewaffnet mit dem neuen Protokoll, Rezepten und einer Menge Input fuhren wir wieder nach Hause. Speziell das Thema Psyche hatte mich zum Nachdenken gebracht. Den Gedanken, zur Psychologin nach Ulm zu fahren, verwarf ich allerdings bereits auf der Rückfahrt. Das war mir nun doch zu viel Aufwand.

Zeit und Nerven hatte ich allerdings die nächsten Wochen keine, um mir über meine Psyche weitere ernsthafte Gedanken machen zu können. Es war nun eben so. Eine Kündigung meines Jobs stand auch überhaupt nicht zur Debatte. Ich würde zuhause ja die Krise bekommen, wenn ich nichts zu tun hätte.

Dann standen die ersten Spritzen wieder an und wir waren wieder drin in der Kinderwunsch-Mühle. Ein Kreislauf aus Spritzen, Tabletten, Ultraschall, In-Sich-Hineinhören, Hoffen und Bangen. Die Ultraschall-Termine liefen wie üblich gut, es bildeten sich erneut viele Follikel und mein Frauenarzt war wie immer zuversichtlich. „Nun muss es doch endlich bei Ihnen auch klappen, Frau König.", sagte er wie bei jedem Versuch. Er hatte eine so gnadenlose Hoffnung in mich gesetzt und schaffte es immer wieder, dass ich wie er daran glaubte nun endlich schwanger zu werden. Ich mochte ihn wirklich sehr. Er war aufbauend, mitfühlend und konnte eine Zuversicht verbreiten wie ich es sonst noch bei keinem Arzt erlebt hatte. Nach dem zweiten Ultraschall stand dann auch der Termin der Punktion fest. Es war mal wieder unter der Woche. Es hieß also wieder eine Ausrede zu finden im Büro. Für den Tag Urlaub zu nehmen wollte ich nicht riskieren, denn was wäre, wenn man mir den Tag Urlaub nicht genehmigen würde? Sich dann krank zu melden wäre eher unglaubhaft. Ich wollte nichts riskieren und spielte deshalb lieber gleich auf krank. Ein Magen-Darm-Infekt sollte es auch dieses Mal sein. Ich hatte bereits beim letzten Mal angedeutet, dass mein Magen sehr anfällig sei und ich immer mal wieder Magenschmerzen hätte.

Am Tag der Punktion fuhren wir in aller Frühe gen Ulm in die Praxis. Etwas problematisch war, dass ich bereits um 8 Uhr für die Punktion vorgesehen war, aber im Büro erst ab 8.30 Uhr jemand zu erreichen war um mich krank zu melden. Wir vereinbarten also, dass Ralf meine Bauchschmerzen glaubhaft rüberbringen musste, denn ich war ja zu der Zeit im OP und gar nicht bei Bewusstsein. Er jedoch hatte an diesem Morgen ja nur sein Sperma abzuliefern. Und nun eben noch dieses Telefonat zu erledigen.

Recht pünktlich wurden wir aufgerufen, der Arzt besprach die Vorgehensweise, ich musste noch Papiere wegen der Narkose unterschreiben und wurde dann direkt in die Schleuse zum OP gebracht. Wie vor jeder bisherigen Punktion auch wurde es mir dort etwas anders und ich hatte Angst. Es war zwar nur eine kurze Narkose, trotzdem war es mit einem geringen Risiko verbunden. Dann ging alles ganz schnell. Ich musste auf den Stuhl, wurde an den Armen festgeschnallt, der Zugang wurde gelegt und langsam spritzte mir die Schwester das Narkosemedikament. Sie erzählte mir noch etwas, aber da war ich schon weg. Ich erwachte wieder im Arm von zwei Schwestern, die mich zu meinem Bett geleiteten, in dem ich die nächste halbe Stunde liegen sollte. Im Aufwachraum lagen noch weitere Patientinnen, die alle ihre Punktion überstanden hatten. Es war immer interessant, dass die erste Frage einer Patientin zum Arzt war: „Wie viele Eier waren es?" Auch mich interessierte es brennend, wie gut die Ausbeute gewesen war. „Sieben Stück", war die Antwort des Arztes, der recht schnell bei mir war. Ich war einigermaßen zufrieden, es waren mehr als beim letzten Mal, aber auch deutlich weniger als die ersten beiden Male. Der Arzt war positiv gestimmt und stellte mir einen Blasto-Transfer in Aussicht, wenn alles gut ging. Die nächste halbe Stunde wurde Blutdruck gemessen, ich bekam einen Tee, konnte mich bald etwas aufrichten und durfte dann den Aufwachraum verlassen. Draußen saß Ralf und wartete auf mich. Er hatte den Anruf im Büro gut gemeistert, er meinte er wäre sehr glaubhaft gewesen und er solle mir gute Besserung ausrichten. Prima, das war also gut gegangen. Auch seine Sperma-Abgabe hatte er gut hinter sich gebracht. Wir konnten nun wieder nach Hause fahren und würden das Ergebnis der Befruchtung am nächsten Tag telefonisch erfahren. Wie üblich.

Die Stunden bis zum Anruf mit der wichtigen Frage ob und wie viele Eizellen befruchtet werden konnten, waren wie immer die schlimmsten. Es ging einem sowieso noch schlecht von der Punktion. Und dann war immer die Frage, waren diese Mühen und der Aufwand umsonst oder nicht?

Aber auch dieses Mal hatten wir Glück und erfuhren am nächsten Morgen, dass wir drei befruchtete Eizellen hatten, die wunderbar aussahen. Diese sollten nun fünf Tage kultiviert werden bis zum Blastozysten-Stadium. Dann würde man mir die besten zwei in die Gebärmutter einsetzen. Der Termin für den Transfer wurde vereinbart und die nächste Hürde war mal wieder geschafft.

Im Büro gab es einiges zu tun und ich war gut abgelenkt. Einzig die Frage beschäftigte mich noch, wie ich den Transfer terminlich so schaffen konnte, dass im Büro nicht wieder ein Fehltag notwendig wurde. Ich hatte zwar morgens um 7 Uhr den Termin in Ulm, aber mit Wartezeit, der Akupunktur, dem Transfer und der Rückfahrt schaffte ich es definitiv nicht bis 8.30 Uhr im Büro zu sein. Erneut einen Fehltag einplanen wollte ich auch nicht und Urlaub zu beantragen schon gleich zweimal nicht. Also hoffte ich, dass der Transfer zügig beendet war, die Autobahn frei und ich bis spätestens 9 Uhr im Büro war. Dann konnte man immer noch sagen es war Stau auf der Straße. Glücklicherweise hatte ich auch am Vormittag keinen Termin und keine Telefonkonferenz. Das war schon immer eine Belastung, alles so zu deichseln, dass niemand Lunte roch. Es wäre zu fatal gewesen, wenn in meinem neuen Job jemand mitbekommen hätte, was wir heimlich und mit Lügen verbunden durchzogen.

Am Tag fünf nach der Punktion machte ich mich in aller Frühe auf und fuhr nach Ulm in die Praxis. Ich kam zügig dran, war bereits wieder mit Medikamenten vollgepumpt, die man nach der Punktion einnehmen musste und freute mich auf meine zwei Blastos. Meine Gebärmutter sollte durch die Akupunktur nun vorbereitet werden. Die Nadeln waren harmlos und ich ließ die Prozedur gelassen über mich ergehen. Dann ging es auf den Behandlungsstuhl. Schön war in der Praxis, dass man über einen Bildschirm direkt mit verfolgen konnte, wie die Blastos aus der Petrischale in die Pipette aufgezogen wurden, die man mir dann in die Gebärmutter spritzte. Am Ende des Vorgangs konnte ich auf dem Bildschirm neben mir lesen: „Wir wünschen Ihnen viel Glück". Das fand ich total süß und mir kamen fast die Tränen. Die Ärztin die den Transfer vollzog war zuversichtlich. Beide Blastos sähen super aus. Wenn das nicht klappen würde! Um kurz nach 8 Uhr saß ich schon wieder im Auto gen Büro. Ich drückte aufs Gas, war glücklich über meine Blastos, die ich in mir hatte und die Chance, dieses Mal endlich schwanger zu werden. Kurz vor 9 Uhr traf ich im Büro ein. Ich murmelte etwas von „ziemlich viel los auf der Straße" und verzog mich in mein Zimmer. Keiner hatte Verdacht geschöpft. Es war alles gut gegangen.

Nun begann wieder diese unsägliche Warteschleife. Das in sich rein hören. Jedes Ziepen deuten. Kein Alkohol, kein schweres Tragen. Und die Hoffnung auf ein Positiv am Ende. Bei mir war es wie immer so, dass ich die erste Woche überglücklich und zuversichtlich war. In der zweiten Woche merkte man mir die Anspannung deutlich an und ich wurde mit jedem Tag, den der Bluttest näher rückte, pessimistischer. Warum sollte es dieses Mal geklappt haben? Ralf war wie immer genau das Gegenteil von mir. Wobei ich sagen muss, dass auch er mit jedem Versuch weniger euphorisch geworden war. Auch an ihm waren die letzten negativen Versuche nicht ganz spurlos vorüber gegangen.

Dann war der Tag des Bluttests da. Eigentlich hieß es ja immer, dass man zum Bluttest in die Praxis fahren sollte. Mir genügte es inzwischen allerdings, mehrere Pipitests zu machen. Ich wollte mir den Aufwand sparen Blut abgeben zu müssen, um am Abend telefonisch wieder erfahren zu müssen „es tut uns leid, leider negativ". Außerdem hatte ich ja nun bereits mehrere Negative hinter mir und bildete mir ein, dass ich es sowieso merken würde, wenn etwas anders wäre. Dann könnte ich ja immer noch zum Bluttest fahren. Ralf hatte anfangs immer auf den Bluttest bestanden. Mit der Zeit allerdings beharrte er nicht mehr darauf, da er auch ein wenig den Mut verloren hatte. So versammelten Ralf und ich uns am denkwürdigen Morgen des Pipitest-Tages im Bad und starrten wieder wie gebannt auf den Teststreifen, auf dem ich meinen Morgenurin abgegeben hatte. Der erste Streifen war schnell da. Der Test war somit gültig. Nur der zweite Streifen, der Streifen für einen positiven Test, wollte auch dieses Mal nicht erscheinen. Für mich war schnell klar, das war es wieder gewesen, wieder nichts. Wieder nur Mühen und keine Belohnung. Ralf wollte, dass ich noch einen zweiten Test machte. Oder wir sollten noch länger warten. Vielleicht kam der zweite Streifen erst später? Also stimmte ich einem zweiten Test zu. Wieder nichts. So langsam fand auch er sich damit ab. Wir waren traurig. Wie jedes Mal. Lagen uns wieder in den Armen. Weinen konnte ich so langsam nicht mehr, ich war einfach nur wütend und enttäuscht. Warum hatten wir nicht auch endlich einmal Glück? Betrübt gingen wir beide in den Tag und versuchten den Alltag mit diesem erneuten niederschmetternden Ergebnis zu meistern. Das war immer das Schlimmste für mich. Man wartet, man hofft, man bangt, hat am Ende wieder ein Negativ einzustecken und muss so tun als ob nichts gewesen war. Versuchen die Fröhliche zu spielen, der man nicht anmerkt, dass sie ein weiteres Mal am Boden zerstört ist.

Ich informierte wie üblich die Wenigen, die mit mir mit gebangt und gezittert hatten. Dies waren wie immer meine Eltern und meine Schwester und ein paar sehr wenige Freunde, die man an einer Hand abzählen konnte. Zudem die Mädels, die ich übers Wunschkinderforum kannte und die mich wie immer am besten verstehen konnten.

Dann musste das Leben wieder weiter seinen Gang gehen. Glücklicherweise gab es im Büro momentan viel zu tun und es standen interessante Aufgaben für mich an. Gemeinsam mit meiner Lieblingskollegin wurde ich ausgesucht, in einer Außenstelle unseres Büros im Ausland ein neues Team aufzubauen. Wir freuten uns unglaublich und planten schon bald unsere Auslandseinsätze. Da wir beide recht neu im Unternehmen waren, sahen wir es als eine zusätzliche Ehre an, ausgewählt worden zu sein.

Einige Tage nach meinem Negativ erhielt ich die Nachricht, dass ein Mädel aus unserem Vierergespann nun schwanger sei. Die 5. ICSI hatte endlich eingeschlagen. Alles sah gut aus. Ich freute mich für sie! Wahrhaftig. Ich hätte nicht gedacht, dass ich mich einmal für eine Schwangere würde so freuen können. Trotzdem war mir etwas mulmig zumute, wie sich das nun auf unsere Treffen auswirken würde. Drei Frauen, die noch schwanger werden wollen, um jeden Preis und eine die es endlich geschafft hatte. Der Termin für unser nächstes Treffen stand nämlich kurz bevor.

Immer auf der Suche nach weiteren Ursachen stieß ich, ausgelöst durch ein Gespräch mit einer Freundin, auf das Thema „Familienaufstellung". Ich hatte über meine Freundin bereits einiges darüber erfahren und konnte mir vorstellen, dass mich dieses Thema auch interessieren könnte.

Eine Familienaufstellung wird in der Systemischen Psychotherapie angewendet. Dabei geht es darum, dass Prägungen, die ein Mensch in der Kindheit erlebt hat, bewusst gemacht und in das heutige Leben integriert werden. Aufstellungen werden in der Regel von Therapeuten begleitet und finden in einer Gruppe statt. Dabei gibt es einen „Aufsteller", der dem Therapeuten und der Gruppe sein Problem schildert. Wichtig ist zu erkennen, welche Personen auf das dargestellte Problem damals und heute eine wichtige Rolle spielen. Diese Personen werden von Anwesenden im Raum aufgestellt, die sogenannten „Stellvertreter". Der Aufstellende verteilt die Stellvertreter so im Raum, dass sie für ihn in der gefühlt richtigen Beziehung zueinander stehen. Ohne dass die Stellvertreter nähere Details zu dem Problem des Aufstellenden erhalten haben, entstehen Beziehungen zwischen den Stellvertretern, die in erstaunlich spiegelbildlicher Weise mit den wirklichen Personen übereinstimmen. Dabei kommen Verstrickungen ans Licht, Aufgaben, die der Aufstellende unbewusst übernommen hat und die ihn in seinem Leben beinträchtigen, ohne dass er sich dessen bewusst ist. Ziel ist es diese Muster zu erkennen und zu lösen, um dadurch eine Veränderung im alltäglichen Leben herbeizuführen.

Ich fand das alles total spannend. Das Thema Psychologie hatte mich von jeher schon immer fasziniert. Und warum nicht einmal so etwas ausprobieren? Egal ob es nun mit dem Kinderwunsch zu tun hatte oder nicht. Vielleicht hatte ich ja Blockaden, die eine Schwangerschaft behinderten? Egal ob es mit dem Kinder Kriegen zusammenhing oder nicht, ich wollte diese Erfahrung machen. Ralf war sichtlich genervt davon. Er hielt davon rein gar nichts. Es erschien ihm als Hokuspokus. Da er mir aber nicht im Weg stehen wollte, ließ er mich machen. Meine Freundin empfahl mir ein Institut, in dem sie den Therapeuten kannte. Im November sollte die Aufstellungsrunde stattfinden. Es war noch ein Platz frei und somit war ich angemeldet.

Natürlich unterhielten Ralf und ich uns auch darüber wie es in Bezug auf den Kinderwunsch weitergehen sollte. Einen zweiten Versuch in Ulm wollten wir noch machen. Und das möglichst schnell.

Die fünfte ICSI – fast schon Routine

November 2004

Es war wieder soweit. Ich hatte darauf gedrängt, dass wir noch vor Weihnachten unsere nächste ICSI starten konnten. In der Praxis hatte man nichts dagegen. Es war ja vor kurzem alles untersucht worden und es gab nichts mehr Großartiges zu untersuchen. Es hieß nur Rezepte ausstellen und Behandlungsplan erstellen lassen, Medikamente besorgen, ersten Zyklustag abwarten und dann ging es wieder los. Es war für uns mittlerweile so eine Routine geworden. Die ganze Spritzerei ging nebenher. Ob man nun zuhause spritzte, oder im Restaurant auf der Toilette, oder im Büro. Alles ging seinen Gang. Das Aufziehen der Spritzen, das Reindrücken in den Bauch, Oberschenkel oder Gesäß, eine lästige aber inzwischen erprobte Prozedur. Die Arzttermine für den Ultraschall waren ein lästiges Übel, aber mussten eben sein. Immerhin war Dr. G. noch immer der Meinung, dass es doch in diesem Versuch klappen konnte. Ich sei doch immer noch so jung. Ich glaube ich war ihm einfach sympathisch und er wollte mich natürlich auch aufmuntern. Ich hatte jedoch in diesem 5. Versuch nicht mehr allzu viel Hoffnung auf einen positiven Ausgang. Natürlich hoffte ich auch dieses Mal, aber es hatte sich eine gewisse Resignation bei mir eingestellt. Warum sollte es gerade jetzt in der 5. ICSI klappen? Auf natürliche Weise hatte es nie geklappt, obwohl nichts Gravierendes bei uns beiden festgestellt wurde, in den letzten vier ICSIs hatte sich nichts eingenistet, warum also gerade jetzt. Ralf fand meine Einstellung manchmal zum Kotzen und meinte so könne es ja erst recht nichts werden. Aber so ging eben jeder auf seine Weise damit um, dass wir nicht wie die meisten Paare „einfach so" schwanger wurden. Der einzige Lichtblick für mich war meine einzige Einnistung damals bei der zweiten Insemination. Warum nur hatte es damals geklappt? Das fragte ich mich doch immer mal wieder und schöpfte daraus die allerletzte Hoffnung. Aber halten konnte ich diese Schwangerschaft damals ja auch nicht.

In diesem Versuch war ich in einer komischen Stimmung. Diese resultierte sicherlich darin, dass ich so langsam einfach nicht mehr an ein positives Ende glaubte. Eigentlich wollte ich so langsam aufhören und mich anderen Plänen widmen. Einem Plan B, wie wir es zunächst nannten. Dieser genaue Plan B war jedoch noch nicht ausgereift. Sollte es eine Adoption sein? Oder eine Eizellspende? Auf jeden Fall wollten wir noch nicht Abschied von einem Kind nehmen. Nun hieß es aber erst einmal noch diesen Versuch durchzuziehen. Ralf wollte nicht so schnell aufgeben mit unseren Bemühungen um ein leibliches Kind.

Die Spritzerei in dieser 5. ICSI war absolute Routine. Noch mehr als beim letzten Mal. Man stumpft total ab, so war es zumindest bei mir. Ultraschall-Untersuchungen, Telefonate mit der Kinderwunschpraxis, Termine für Punktion und Transfer abstimmen, im Büro versuchen alles so zu koordinieren, dass niemand etwas merkte, hoffen, bangen und beten, dass man für seine Mühen endlich einmal belohnt wird. Die Punktion brachte uns dieses Mal lediglich fünf läppische Eizellen. Das waren auch schon einmal mehr gewesen. Wenn ich an meine 1. ICSI dachte, da wurden 18 Stück geerntet! Aber das Alter und die Hormonspritzen gingen eben auch an mir nicht spurlos vorüber. Trotzdem hatten wir Glück und es blieben für den Transfer zwei gute Blastos übrig, die mir an Tag Fünf transferiert wurden. Dieses Mal ohne Akupunktur. Beim letzten Versuch hatte dies auch nicht den gewünschten Erfolg gebracht, von daher konnten wir uns das Geld sparen. Die Warteschleife war wie immer nervig. Wobei ich schon etwas gelassener war als die letzten Male. Ich rechnete einfach nicht mehr mit einem Positiv. Es gab zwar Momente in denen ich glaubte etwas anderes zu spüren, aber im Großen und Ganzen war alles wie sonst. Ich passte auch nicht mehr so auf wie am Anfang, als man jede Tüte die ein paar Kilo hatte aus der Hand gab und andere tragen ließ. Ich machte einfach alles wie sonst auch und versuchte mir so wenig wie möglich Gedanken zu machen.

Parallel las ich bereits jetzt einige Bücher über das Thema Adoption. Ich wollte mich mit etwas Neuem befassen. Es war für mich ein sehr schöner Gedanke ein Kind zu adoptieren und ich sog alle Informationen auf, die ich dazu bekommen konnte. Ralf wollte sich mit diesem Thema noch nicht zu intensiv befassen. Er war der Ansicht, dass wir erst einmal den leiblichen Kinderwunsch abhaken sollten und dann weitersehen würden. Ich akzeptierte seine Meinung, die ich unbedingt als richtig und korrekt ansah. Trotzdem wurden wir ja auch nicht jünger. Das war ein Punkt, der beim Thema Adoption vielen Paaren im Weg steht, da es gewisse Altersgrenzen für adoptionswillige Paare gibt.

Nach zwei Wochen Warteschleife kam wie immer der entscheidende Pipitest, der über die Stimmung der nächsten Tage entschied. Wie üblich standen wir zum x-ten Mal am Morgen im Bad und starrten auf den Teststreifen, der mit meinem Morgenurin getränkt war. Für mich war der Versuch innerlich bereits abgehakt, ich rechnete nicht mit einem Positiv. Ich wollte mich wohl schützen um nicht allzu enttäuscht zu sein, wenn es wieder nicht geklappt haben sollte. Ralf war wie immer recht zuversichtlich und erwartete mit Spannung den zweiten Streifen auf dem Pipitest. Dieser jedoch tauchte auch nach längerem Warten nicht auf. Ok, Versuch beendet, das war es wieder. Ich war komischerweise recht gelassen und konnte auch gar nicht weinen. Ich war eher sauer. Sauer auf mich, auf meinen Körper, auf die ganze Welt und vor allem auf alle schwangeren Frauen, die nicht dieses Elend mitmachen mussten. Die einfach ein paar Mal entspannt mit ihrem Mann im Bett waren und dann einen positiven Schwangerschaftstest in den Händen hielten. Wussten die überhaupt wie gut es ihnen ging? Ich glaubte es nicht. Ich war überrascht, wie abgestumpft ich inzwischen war. Es bereitet mir keine großartigen Schmerzen mehr, das Negativ zu ertragen. Klar war ich enttäuscht und sauer, aber innerlich hatte ich die Hoffnung aufgegeben.

Auf andere Gedanken kam ich dann schnell wieder, da die geplante Familienaufstellung anstand. Gut gelaunt und etwas aufgeregt fuhr ich ein Wochenende später nach München. Dort mietete ich mich in einer kleinen Pension ein, denn das Seminar dauerte insgesamt zweieinhalb Tage. In einer Vorstellungsrunde am Freitagabend ging es zunächst darum, dass jeder Teilnehmer sein Thema schildern durfte, das er „aufstellen" wollte. Ich beschrieb meine Kinderwunsch-Problematik sehr offen, sodass sich der Leiter der Gruppe ein umfassendes Bild von mir machen konnte. Alle Teilnehmer waren sehr offen mit ihren Schilderungen und es war heftig, mit welchen Vorkommnissen viele aus der Runde zu kämpfen hatten. Meine Kinderwunsch-Thematik erschien mir fast als eine Lappalie. Für den ersten Tag hatten wir es dann geschafft. Die ersten Aufstellungen sollten am nächsten Tag folgen. Ich konnte schon erahnen, dass es hier sehr in die Tiefe gehen würde.

Beim Gehen sprach mich dann eine Frau an, etwa im ähnlichen Alter wie ich. Sie zeigte mir Fotos ihrer Kinder, die um die drei und fünf Jahre alt waren. Gleich erkannte ich, dass es nicht ihre leiblichen Kinder sein konnten. Sie erzählte mir, dass auch sie lange für den leiblichen Kinderwunsch gekämpft hatten. Und sich dann für eine erfolgreiche Auslandsadoption entschieden hatten. Ihre Kinder aus Taiwan seien das schönste Geschenk gewesen. Ich denke sie wollte mir Mut machen, auch für andere Wege offen zu sein. Wir verabschiedeten uns dann für diesen Tag und beschlossen, am nächsten Tag gemeinsam Mittagessen zu gehen. Dann könnte sie mir ausführlich darüber berichten. Mit einem guten Gefühl ging ich ins Bett und sah erwartungsfroh dem nächsten Tag entgegen.

Meine Aufstellung war eine positive Erfahrung für mich. Es war unglaublich, welche heftigen Gefühle ich währenddessen hatte und wie befreit ich mich gefühlt hatte. Mir wurden bislang unbekannte Zusammenhänge klar, die ich in meinem bisherigen Leben so nicht gesehen und realisiert hatte. Es war, wie wenn eine Last abfallen würde. Es ist schwer zu beschreiben, was in einem vorgeht, mir persönlich hat die Aufstellung ein stückweit die Augen geöffnet. Wobei ich keinerlei Zusammenhang zu meinem unerfüllten Kinderwunsch entdecken konnte. Aber das hatte ich auch nicht unbedingt erwartet. Ich hatte das Glück, dass mir der Leiter des Seminars sehr sympathisch war und einen uneingeschränkt kompetenten

Eindruck machte. Hier ging es um viel Einfühlungsvermögen und das Geschick, die Teilnehmer aufzufangen und ihnen den Rahmen zu geben, um sich gefahrlos öffnen zu können.

Und das Zusammentreffen mit Stefanie, der Mama zweier Adoptivkinder aus Taiwan, war ein weiterer hilfreicher Moment an diesem Wochenende. Ihre Berichte über die abgeschlossene Auslandsadoption waren so positiv und begeisternd, dass ich immer mehr zu der Erkenntnis kam, dass dies auch unser Weg sein könnte. Aufgetankt mit viel neuer Energie und einer beginnenden Freundschaft zu Stefanie, trat ich am Sonntagnachmittag den Heimweg an.

Dezember 2004

Wieder einmal stand Weihnachten vor der Tür. Wieder einmal ohne Kind oder zumindest die Aussicht bald eines zu haben. Mein Neffe Jonathan wurde immer größer und ich hatte mich mittlerweile auch sehr mit ihm angefreundet. So versprach Weihnachten nicht ganz so furchtbar zu werden wie die letzten beiden Jahre, denn ich hatte im Lauf der Zeit einigermaßen gelernt mit der Situation umzugehen, dass meine Schwester schon ein Kind hatte und ich noch nicht. Ich merkte aber auch deutlich, dass es mir unheimlich Spaß machte mit Kindern umzugehen. Jonathan zumindest hatte mich sehr ins Herz geschlossen, denn zwischen uns entwickelte sich ein sehr inniges Verhältnis. Wenn ich ihn sah dann spielte ich sehr intensiv mit ihm. Machte Späße mit ihm, ging auf ihn ein und widmete meine ganze Aufmerksamkeit ihm. Das schien ihm wohl sehr zu gefallen und er war ganz auf mich fixiert, wenn er mich sah. Es machte mich sehr stolz, so wichtig für ihn zu sein, zumal er ja auch mein Patenkind war. Aber es versetzte mir auch immer wieder einen Stich, da ich wahrnahm, dass ich sehr gut mit Kinder umgehen konnte. Und ich wollte das doch auch nur an mein eigenes Kind weitergeben! Warum durfte ich das nicht?! Ich wünschte es mir so sehr.

So verbrachten wir Weihnachten dieses Mal wieder im Kreis der Familie. Ich war psychisch bereit, es dieses Jahr zu packen, ohne Tränen. Jonathan war der Star des Abends, alles konzentrierte sich auf ihn und es war eine Wonne ihm beim Auspacken der Geschenke zuzuschauen. So kam ich gar nicht zu sehr auf trübe Gedanken, sondern konnte mich daran erfreuen, welchen Spaß er hatte. Auch die Beziehung zu meiner Schwester wurde wieder enger. Sie merkte auch, dass ich viel Freude mit Jonathan hatte und so sahen wir uns wieder häufiger. Ich merkte schnell, dass sie mir auch als Freundin sehr gefehlt hatte während der letzten Zeit.

Fünftes Kapitel

2005 – Worauf legen wir die Schwerpunkte in diesem Jahr?

Weitere Blutuntersuchungen – die letzte Hoffnung auf eine Diagnose

Januar 2005

Ralf wollte die Idee von einem leiblichen Kind noch nicht aufgeben. Dass man dieselbe Liebe für ein adoptiertes Kind empfindet wie für ein leibliches, daran zweifelte er nicht. Er verwies mich jedoch immer wieder auf die Normalität, die man mit einem leiblichen Kind hätte und mit einem adoptierten nicht. Das war zumindest sein Gedanke, ohne sich mit der Thematik näher befasst zu haben. Wir legten also unsere Vorhaben in Richtung Adoption doch erst einmal auf Eis. Trotzdem ließ mich persönlich das Thema nicht los und ich verfolgte immer häufiger Geschichten über erfolgreiche Adoptionen im Forum, aber auch Informationen darüber wie lange alles dauerte und welche Prozeduren dafür nötig waren. Es erschien mir ein recht langer und aufwändiger Weg zu sein. Jedoch ohne die körperlichen Strapazen, die man bei den Behandlungen mitmachen musste. Dann gab es noch die Unterscheidung ob man im Inland oder im Ausland adoptierte. Prinzipiell erschien mir die Adoption aber als ein gangbarer Plan B. Nur wollte Ralf noch nicht mitziehen. Und ich wollte ihn nicht drängen. Hatte ich doch auch gelesen und bedacht, dass beide Partner solch eine Entscheidung zu 100% tragen mussten. Auch die Bekanntschaft mit Stefanie, die ich bei der Familienaufstellung kennen gelernt hatte, intensivierte sich. Über sie erfuhr ich Informationen zu einer Auslandsadoption aus erster Hand. Es war eine wirkliche Bereicherung für mich, sie kennen gelernt zu haben!

Während unserer gesamten Kinderwunschzeit bezog ich das Problem einer nicht eintretenden Schwangerschaft auf mich. Ich war einfach nicht in der Lage Ralf ein Kind zu schenken. Obwohl wir ja mehrfach durchgecheckt waren und uns keiner der Ärzte eine sichere Diagnose geben konnte, dachte ich, dass ich das Problem sei. Ralf sah das zum Glück nicht so. Also stand ich Ralfs Vorschlägen wie wir weitermachen sollten weiterhin offen gegenüber. Mit kleinen Ausnahmen.

Unsere Bestandsaufnahme verlief folgendermaßen und wir hatten diverse Alternativen in der Diskussion: Doch nochmals ein weiterer ICSI-Versuch? Obwohl eigentlich alles bei uns ok war? Eine erneute Untersuchung meines Blutes bei Frau Dr. R.? Hierbei könnte man nochmals den immunologischen Status überprüfen. Denn dies war der Punkt der wohl am ehesten für unsere ganzen Fehlversuche verantwortlich war. Obwohl man es nie mit Sicherheit sagen konnte, denn es gab keinen klaren Beweis dafür. Oder eine Eizellspende?

Dieses Thema brachte Ralf immer häufiger auf den Tisch, da er der Meinung war, dass unser Material einfach nicht zusammenpassen würde. Ich hatte mir zu diesem Thema noch keine abschließenden Gedanken gemacht. Im Forum hatte ich darüber bereits gelesen, jedoch nie überlegt was es für mich, Ralf oder das Kind bedeuten könnte. Damals hatte ich in meiner Unwissenheit nur erwähnt, wenn wir mit einem fremden Material versuchen schwanger zu werden, dann mit einer Eizell- und nicht mit einer Samenspende. Denn der Embryo wäre dann ja immerhin in meinem Bauch und würde mit meinem Blut versorgt. Es wären zwar nicht meine genetischen Anlagen, sondern Ralfs, dafür aber würde ich es austragen können. Ein einfacher Spruch von damals.

Wir einigten uns letztendlich darauf, dass wir zunächst nochmals eine immunologische Untersuchung machen wollten. Eine erneute komplette Untersuchung meines

Blutes. Dabei würden wir auch sehen können, ob die aktive Immunisierung in meinem Körper noch ausreichend anschlagen würde. Anschließend wollten wir persönlich mit Frau Dr. R. sprechen, quasi ein letztes Gespräch, um über unsere weitere Zukunft zu entscheiden. Denn das hatte ich Ralf angedeutet. Lange würde ich diesen Zirkus nicht mehr mitmachen, sondern mich bald auf einen Plan B konzentrieren wollen. Nämlich eine Adoption. Diese Vereinbarung war für ihn in Ordnung.

Einen Termin für das Abzapfen des Blutes hatte ich schnell. Hier war mein ganz klarer Vorteil, dass ich ganz in der Nähe der Praxis arbeitete und schnell mal in der Mittagspause dort vorbeischauen konnte. Und da ich in der Praxis schon Dauergast war und mich die Mädels in der Praxis von Frau Dr. R. bereits gut kannten, bekam ich einen persönlichen Beratungstermin direkt nachdem das Ergebnis da sein würde. Manchmal war es eben doch gut, persönlich bekannt zu sein!

Ich hoffte sehr, dass bei der Untersuchung endlich einmal etwas herauskommen würde, an dem man ansetzen konnte. Ich wollte einfach eine Diagnose haben! Das Ergebnis kam zwei Wochen nachdem das Blut abgezapft worden war. Per Post lag es im Briefkasten. Ich war so gespannt auf das Ergebnis und riss den Umschlag ganz hektisch auf. Ich überflog die Werte, die mir in der Zwischenzeit teilweise etwas sagten. Natürlich ohne medizinisches Verständnis, aber ich konnte an der Höhe der Werte erkennen, ob sie gut oder schlecht waren. Ich schloss aus meinem Befund, dass es keine neuen Erkenntnisse gab. Ich war fast etwas enttäuscht. Alles war in Ordnung, bis auf ein paar kleine Abweichungen, die vor allem die natürlichen Killerzellen betrafen. Aber die waren ja mit Kortison gut in Schach zu halten, was wir auch während der Versuche immer gemacht hatten. Die aktive Immunisierung hatte nach wie vor den erwünschten Erfolg gebracht, eine erneute Immunisierung war also nicht nötig. Auch Ralf war fast etwas enttäuscht als er nach Hause kam und ich ihm vom Befund erzählte. Nun waren wir ganz gespannt auf den persönlichen Termin bei Frau Dr. R., denn wir wollten aus kompetenter Hand eine Empfehlung, wie wir weitergehen könnten. Wobei uns schon klar war, dass es ohne neue Erkenntnisse schwierig war etwas zu empfehlen.

Eine Woche später war es soweit. Wir saßen im Sprechzimmer bei Frau Dr. R. Ich hatte den Eindruck, dass sie uns inzwischen schon gut kannte. Auf jeden Fall war sie sehr bemüht unsere Fragen zu beantworten. Zunächst kommentierte sie allerdings den aktuellen Befund, vor allem im Zusammenhang mit unseren bisherigen Versuchen und Ergebnissen. Nach den aktuellsten Ergebnissen räumte sie ein, dass es sich anscheinend nicht vorwiegend um ein immunologisches Problem handeln würde. Auch die Immunisierung war ja damals nur auf Verdacht gemacht worden. Ausnahme waren meine hohen Killerzellen, jedoch erwähnte sie auch, dass es genug Frauen gäbe, die mit hohen Killerzellen schwanger werden. Von einem weiteren ICSI-Versuch riet sie uns ab. Stattdessen kam sie auf eine Eizell-, Samen- oder Embryospende zu sprechen. Sie hätte selbst eine Bekannte, die einen ähnlichen Weg hinter sich hätte, auch ohne Diagnosen. Diese sei bei der ersten Eizellspende schwanger geworden und hätte nun ein gesundes Kind. Wir sollten allerdings nichts überstürzen, da es eine wichtige Entscheidung sei, hinter der man voll und ganz stehen musste. Und zwar beide Partner. Sie riet uns, in diversen Foren zu lesen, uns mit anderen Betroffenen auszutauschen. Sie sagte anerkennend auch, dass das was wir mitgemacht hätten psychisch eine große Leistung sei und wir versuchen sollten, uns nicht weiter selbst so unter Druck zu setzen. Mein Eindruck war, dass sie Mitleid mit uns hatte und mit uns traurig war, dass sie uns keinen anderen Weg raten konnte. Insgesamt nahm sie sich fast eine Stunde Zeit mit uns zu sprechen. Es war ein sehr angenehmes und offenes Gespräch, das mir bis heute sehr positiv in Erinnerung geblieben ist. Sie wünschte uns letztendlich alles Gute und bot uns an, gerne wieder auf sie zuzukommen, falls wir noch Fragen hätten.

Abschied vom genetisch eigenen Kind und Eizellspende oder doch noch ein Versuch?

Februar 2005

Der Termin bei Frau Dr. R. war nun vorüber. Schlauer waren wir jetzt auch nicht. Für Ralf war die logische Konsequenz aus dem Gespräch, sich über eine Eizellspende zu informieren. Dies war ja das einzige Thema, für welches ich mich zumindest mal positiv geäußert hatte was ein Kind mit fremdem genetischem Material angeht. Ohne mich jedoch damit näher beschäftigt zu haben. Ich merkte auch, dass Ralf dieses Thema ziemlich forcierte. Also blieb mir nichts anderes übrig, als mich zumindest einmal näher damit zu beschäftigen. Ich konnte mich jedoch von Anfang an mit einer Eizellspende nicht so recht anfreunden. Es machte einfach nicht klick und ich sagte, ok, das probieren wir. So war es bisher gewesen. Aber dieser Schritt erschien mir irgendwie grotesk. Es kamen in mir immer wieder Zweifel hoch, wie ich letztendlich mit diesem Kind umgehen würde. Nicht unbedingt, weil es nicht mein genetisches Kind sein würde, das wäre ja bei einem adoptierten Kind nicht anders. Es war eher die Tatsache, dass Ralf sich in diesem Kind wiederfinden könnte und mir diese Chance vergönnt sein würde. Ich hatte irgendwie Angst, dass es unsere Beziehung belasten könnte. Ich versuchte meine Bedenken Ralf gegenüber zu äußern, hatte jedoch den Eindruck, dass er mich nicht wirklich verstehen konnte. Er versicherte immer wieder, dass es doch auch mein Kind sein würde, denn ich würde es ja schließlich gebären und hätte es über neun Monate in meinem Bauch. Das hätte ich doch selbst schon einmal gesagt. Ja, das hatte ich einmal so dahin gesagt. Ohne mir aber damals Gedanken über die Konsequenzen gemacht zu haben. Dann gab es wieder Tage, an denen ich es mir vorstellen konnte. An denen ich nur daran dachte, dass ich dann ein Kind hätte. Das zwar nicht meine Erbanlagen tragen würde, aber das ich sicher als mein Kind annehmen würde. So tummelte ich mich gezwungenermaßen in verschiedenen Foren zu diesem Thema, wollte mich ebenfalls informieren und herausfinden, wie andere Paare und vor allem die Frauen damit umgingen. Ich hatte sogar aus dem Forum eine Frau, die ich persönlich kannte, die mit Eizellspende schwanger geworden war und inzwischen ein Kind hatte. Der Kontakt war zwar abgerissen, aber ich nahm mir vor, diesen wieder aufzunehmen. Jedoch zweifelte ich, ob ich sie so direkt ausfragen konnte.

Ralf hatte inzwischen eine Aufstellung gemacht, in welchen Kliniken eine Eizellspende legal durchgeführt werden konnte. In Deutschland war es nach wie vor verboten, sich fremde Eizellen einsetzen zu lassen. Aber im benachbarten Ausland gab es unzählige Kliniken, die mit Erfolgschancen und einem einfachen Behandlungsschema warben. Unter anderem war eine Eizellspende in Tschechien und Spanien möglich. Dies lag für uns am nächsten. Obwohl ich nach wie vor nicht überzeugt war kamen wir überein, dass wir uns zumindest über eine Behandlung vor Ort informieren wollten. Ob es dann zu einem Versuch kam, das konnten wir später entscheiden. Wir entschieden uns für eine Klinik im schönen Prag. Wenn schon dann wollten wir das Notwendige mit dem Schönen verbinden und uns die Stadt anschauen.

Wir nahmen also Kontakt zu der gewählten Klinik auf. Auch hier sprachen alle Mitarbeiter perfekt Deutsch, wir hatten einen hervorragenden Eindruck und erhielten sehr schnell einen Termin an einem Freitagnachmittag. Schon in drei Wochen sollten wir dort sein. So buchten wir einen Flug über das gesamte Wochenende und mieteten uns in einem netten Hotel direkt in der City ein. Im März sollte es soweit sein.

Parallel dazu überlegte ich, ob wir nicht doch noch einen Versuch in Deutschland machen sollten. Es war wie immer. Kurz nach einem Negativ hatte man keine Lust mehr auf Hormone, Termine in der Kinderwunschpraxis und den ganzen Kram. Aber je länger dieses Negativ her war, desto eher war man für einen neuen Versuch bereit. Es war wie eine Sucht. Allerdings kam Ulm für mich nicht mehr in Frage. Ich war von dieser Praxis nicht überzeugt gewesen. Meine Recherchen ergaben, dass es in München ein Kinderwunschzentrum gab, das einen sehr guten Ruf genoss. Vor allem der leitende Professor war ein ausgewiesener Experte auf seinem Gebiet. Immer auf dem neusten Stand. Und, was mir ganz wichtig war, einer der das Thema Immunologie für ernst und wichtig nahm. Es gab nämlich viele Ärzte, die ein immunologisches Problem in Verbindung mit dem Kinderwunsch für Nonsens hielten. Aber da dies mein einziger Rettungsanker war, war es mir ungemein wichtig, dass ein Arzt dieses Thema in seinen Überlegungen mit berücksichtigte.

Möglicherweise waren meine Hoffnungen auf einen neuen Versuch auch deshalb so präsent, da ich Angst vor einer Eizellspende hatte. Insgeheim war das nicht mein favorisiertes Vorgehen um ein Kind zu bekommen. Eine Adoption kam für mich eher in Frage. Aber dieses Thema wollte Ralf ja erst angehen, wenn alles andere erledigt war. Ich merkte, dass ich das Eizellspenden -Thema nur Ralf zuliebe mittrug. Aber ein Wochenende in Prag war ja auch nicht ohne. Danach konnte ich immer noch zurückrudern und mich von dieser Alternative verabschieden.

Ich erzählte Ralf von meinem Wunsch, einen Termin in München zu machen, um vom dortigen Professor eine weitere, abschließende Meinung zu hören. Er war sofort einverstanden und so rief ich parallel auch dort an.

Puh, drei Monate Wartezeit für einen einfachen Gesprächstermin! Waren die wahnsinnig? Das war ja ein Vierteljahr! So lange sollten wir nun wieder warten? Aber es half alles nichts, wir bekamen erst einen Termin für Ende Mai in München.

Auch in unserer Viererrunde mit den Mädels aus dem Forum hatte sich etwas getan. Wir waren inzwischen nur noch zwei Übriggebliebene, die nicht schwanger waren. Die Treffen waren nicht mehr ganz so unbefangen wie am Anfang, als wir alle noch vor der großen Hürde standen. Trotzdem sagten wir uns immer wieder, dass es schade wäre den Kontakt abreißen zu lassen. Und ich muss sagen, ich freute mich tatsächlich mit den Schwangeren, auch wenn ein wenig Neid immer mit dabei war. Allerdings befürchtete ich, dass ich nun bald übrig bleiben würde, denn ein weiterer Versuch stand bei uns noch in weiter Ferne. Davor war es mir schon etwas Angst, denn es hatte sich zu allen eine wirkliche Freundschaft entwickelt und ich wollte keine der Mädels missen. Sie konnten mich einfach am besten verstehen! Ich hatte bei unserem letzten Treffen bereits von meinen Adoptionsplänen erzählt und alle waren ganz begeistert.

März 2005

Mittlerweile stand unser Trip nach Prag an. Die Koffer waren gepackt und wir saßen im Flugzeug. Während des Fluges ertappte ich mich immer wieder dabei, wie ich die Menschen musterte. Vor allem diejenigen, die hörbar aus Tschechien kamen. Sahen sie tschechisch aus? Und waren die Tschechen in der Regel hübsch oder hässlich? Mein Kind, sollte ich mich auf eine Eizellspende einlassen, hätte ja zumindest zu 50% tschechische Gene. Diese Gedanken beschäftigten mich während des ganzen Fluges. Zu einem Ergebnis kam ich nicht wirklich.

Vom Flughafen aus nahmen wir ein Taxi und nannten dem Fahrer die Adresse. Als wir kurz vor der Klinik waren meinte er verschmitzt, dass sein Kind auch in dieser Klinik per IVF entstanden sei. Witzig, so ein Zufall, dass der Taxifahrer auch noch ein „Verbündeter" war.

Die Klinik machte einen hervorragenden Eindruck auf uns. Wir wurden namentlich auf Deutsch begrüßt, unser Gepäck wurde uns abgenommen und wir durften im Wartebereich Platz nehmen. Bald schon wurden wir in ein Behandlungszimmer gerufen. Zunächst hieß es einiges an Formalitäten auszufüllen. Dann kam der behandelnde Arzt. Er klärte uns über die rechtlichen Aspekte auf, vor allem über die Anonymität der Spenderin. Es wäre also zu keinem Zeitpunkt möglich zu erfahren, wie die Spenderin heißt. Außer der Haarfarbe, Augenfarbe, Größe, Gesicht, Blutgruppe, dem Alter und Beruf würden wir keine Informationen erhalten. Dies seien auch die Kriterien, nach denen wir die Spenderin auswählen könnten. Ich kam mir irgendwie vor wie bei einem Autokauf. Und so sollte unser Kind entstehen? Je mehr ich in diesem Zimmer saß, desto unheimlicher wurde es mir. Wollte ich das wirklich? Ich versuchte mir erst einmal nichts anmerken zu lassen und den Termin zu überstehen. Alles Weitere konnten wir ja nachher besprechen. Der Arzt wollte mich im Anschluss daran gynäkologisch untersuchen, sofern alles in Ordnung sei könnten wir direkt starten, wenn eine Spenderin gefunden wäre. Wie lange dauert es denn, bis eine geeignete Spenderin gefunden ist, wollte ich wissen? Je nachdem wie die Anforderungen seien, würde es zwischen einem und sechs Monaten dauern, hieß es. Der Arzt fragte unsere Kriterien ab. Blond und blauäugig, wünschte sich Ralf. Das würde doch gut zu mir passen. Diese Kombination sei kein Problem, sagte der Arzt freudig, zu diesen Kriterien hätten sie ausreichend Spenderinnen in ihrer Datei. Mir wurde es immer gespenstischer zumute. Die gynäkologische Untersuchung ließ ich über mich ergehen. In der Zwischenzeit gab Ralf sein Sperma ab, das kryokonserviert wurde. Sollten wir uns für eine Eizellspende entscheiden, dann müssten wir nur noch für den Transfer nach Prag kommen.

Als ich aus der Klinik nach draußen trat war ich wie erleichtert. Konnte wieder richtig atmen. Nein, das wollte ich nicht! Unter gar keinen Umständen. Was sollte ich denn meinem Kind sagen, wenn es mich fragen würde wie seine genetische Mutter aussieht? Dass sie blond und blauäugig ist? Sehr viel mehr würden wir nicht wissen können. Was mich am meisten beschäftigte war, dass unser Kind nicht einmal durch die abwegigsten Möglichkeiten die Chance hätte, seine genetische Mutter kennen zu lernen. Es würde sein Leben lang auf der Suche nach den genetischen Wurzeln sein, das trieb mich am meisten um. Und das nur, weil wir unbedingt ein Kind gewollt hatten.

Ralf dagegen war ganz begeistert von der Klinik, von der Vorgehensweise und unserer neuen Chance. Er hätte am liebsten sofort begonnen. Ich versuchte meine Bedenken ihm gegenüber zu äußern. Nur eingeschränkt konnte er mich verstehen. Wahrscheinlich lag es daran, dass ich mich zum Thema Adoption schon recht ausführlich eingelesen hatte. Dabei stößt man auch immer wieder auf die äußerst wichtigen Themen der Identitätsfindung und Wurzelsuche adoptierter Menschen. Wie wichtig es für einen Menschen ist seine Wurzeln zu kennen. Wie zerrissen viele Adoptierte ihr Leben lang sind, wenn sie ihre Wurzeln nicht kennen.

Ralfs Argumentation ging dahingehend, dass es bei Adoptierten auch Menschen gibt, die sich entweder gar nicht für ihre Wurzeln interessieren oder es ebenso wie bei einer Eizellspende keine Hinweise auf Wurzeln gibt, wie zum Beispiel bei Kindern aus einer anonymen Geburt oder aus der Babyklappe. Meine Argumentation dagegen war, dass ich bei einem Kind aus einer Eizellspende bewusst ein Kind in die Welt setze, das keinerlei Möglichkeit hat, seine Wurzeln zu finden. Bei einem adoptierten Kind wäre ich nicht dafür verantwortlich, dass es entstanden ist, sondern kann ihm nur dabei helfen, seine leiblichen Eltern zu finden oder es mit viel Liebe und Verständnis begleiten, wenn absehbar ist, dass die Wurzeln nicht zu finden sind.

Über ein Thema waren wir uns zumindest einig. Sollte ich mich doch noch dazu entscheiden eine Eizellspende mitzumachen, würden wir das Kind darüber aufklären. Alles andere wäre für mich unfair, ich wollte nicht mit einer Lebenslüge leben.

Wir kamen schlussendlich überein, dass wir den Termin in München abwarten wollten. Möglicherweise hatte sich dann das Thema auch erledigt. Ich hoffte es inständig! Glücklicherweise stritten wir uns nicht über unsere unterschiedlichen Ansichten, sondern jeder akzeptierte die Meinung des anderen, sodass wir zumindest den Aufenthalt in Prag mit Sightseeing genießen konnten, bevor es wieder zurück nach Deutschland ging.

Beratung in der Kinderwunschpraxis in München

Mai 2005

Endlich war es Ende Mai. Die Zeit dazwischen hatte sich wie Kaugummi gezogen. Zwar hatte ich im Büro nach wie vor einiges zu tun, aber es nervte mich, dass fast ein halbes Jahr vergangen war, in dem nichts Gravierendes passiert war. Dies würde sich hoffentlich mit dem Termin bei Professor W. ändern. Voller Vorfreude aber auch Anspannung fuhren wir nach München. Ich hatte mal wieder einen halben Tag Urlaub eingereicht und diesen auch ohne Nachfragen oder sonstige Probleme genehmigt bekommen.

Nach einer noch angemessenen Wartezeit in der Kinderwunschpraxis saßen wir endlich Professor W. gegenüber. Er hatte unsere dicke Mappe mit allen Unterlagen vor sich liegen, die er wohl vorab bereits studiert hatte. Er begrüßte uns sehr nett, bat uns einen Platz an, stützte dann sein Gesicht in die Hände und überlegte. Schaute dann von den Unterlagen auf, uns direkt an und fragte „Was erwarten Sie von mir?" Was war denn das für eine Frage? Ich merkte, wie mir die Tränen aufstiegen. Vielleicht fragte ich mich das auch selbst schon lange? Was erwartete ich denn von ihm? Sicher nicht, dass er sagt „das bekommen wir schon hin". Eigentlich wusste ich selbst schon, dass ich gar nichts erwarten konnte. Betreten äußerte er sich dann weiter: „Das Ende der Fahnenstange ist für Sie erreicht". Damit hatte ich nicht gerechnet. Mit so einer klaren Aussage. Er sagte mir soeben, dass wir nie eigene Kinder haben würden. So deutlich hatte es noch niemand ausgedrückt. Ich saß da wie ein Häufchen Elend. Weinte, ohne eigentlich zu wissen was jetzt wieder den Tränenkanal geöffnet hatte. Wahrscheinlich seine Ehrlichkeit und Offenheit uns gegenüber. Ralf schaute auch recht betreten drein, was ich aus meinem Tränenschleier wahrnehmen konnte. Er war es dann auch, der das Gespräch in Gang hielt. Was denn der Professor von einer weiteren Untersuchung hielt? Oder ob es andere Medikamente gab? Professor W. hörte sich alles geduldig an und versuchte auch mich mit einzubeziehen. So langsam konnte ich auch die Tränen wieder einigermaßen in Zaum halten. Wir diskutierten eine weitere Bauch- und Gebärmutterspiegelung. Ich hatte nämlich immer mal wieder den Anschein, dass dort noch etwas im Argen lag. Ich konnte es zwar nicht begründen, aber ich hatte irgendwie ein komisches Gefühl, ob nicht dort doch noch eine Ursache lag. Unser Arzt aus der ersten Kinderwunschpraxis damals hatte außer Endometriose nichts finden können. Es war wie ein komisches Bauchgefühl, dass ich an dieser Stelle nochmals ansetzen wollte. Sogar eine OP nahm ich dafür nochmals in Kauf. Professor W. nahm mich in meinem Empfinden ernst und stimmte ein, eine weitere Bauch- und Gebärmutterspiegelung vorzunehmen, wenn ich das wolle.

Ralf kam dann noch auf das Thema Eizellspende zu sprechen. Dies sei eine Überlegung von Frau Dr. R. gewesen. „Wollen Sie das auch"? fragte mich der Professor direkt. Kleinlaut musste ich zugestehen, dass ich es mir nicht so richtig gut vorstellen konnte. Der Gedanke sei für mich noch sehr befremdlich. „Sie müssen sich einstimmig für eine Eizellspende entscheiden", riet er uns dringend. Diese Ansage war speziell an meinen Mann gerichtet. Er merkte mir wohl an, dass ich mich mit dem Gedanken gar nicht anfreunden konnte. Nach langem hin und her, einem sehr guten Gespräch bei einem Arzt, der einen ernst nahm, alle Voraussetzungen und Bedingungen berücksichtigt hatte und sich vor allem Zeit genommen hatte, stand unser Plan fest:

Eine nochmalige Bauch- und Gebärmutterspiegelung, dann drei Monate künstliche Wechseljahre. Dadurch sollte mein kompletter Zyklus „stillgelegt" werden. Dazu müsste ich bereits jetzt Hormone einnehmen. Nach Ablauf der drei Monate konnte die Stimulation für einen weiteren Versuch beginnen. Wir würden alles an Begleitmedikation ausreizen was zum heutigen Stand der Medizin möglich war. Davor natürlich eine weitere Blutuntersuchung, die meinen immunologischen Status zeigen würde, um die Medikamente abzustimmen. Die Blutabnahme könne erfolgen, wenn wir zur Besprechung der OP-Ergebnisse wiederkommen würden.

Die zweite Bauch- und Gebärmutterspiegelung

August 2005

Wieder war einiges an Zeit verstrichen. Über ein halbes Jahr hatten wir keine Behandlung gehabt. Ich merkte, wie es meinem Körper und der Seele richtig gutgetan hatte, aufzuatmen und sich anderen Dingen zugewandt zu haben. Nun stand aber die zweite Operation, die erneute Bauch- und Gebärmutterspiegelung in München an. Dieses Mal hatte ich davor weniger Angst als beim ersten Eingriff. Die OP war an einem Freitag, am Donnerstag musste ich um 12 Uhr in der Klinik sein. Terminlich kam mir das sehr gelegen. So musste ich im Büro zunächst nur zwei Tage Urlaub nehmen und hoffte, dass ich am Montag wieder fit war. Ich wollte ungern erzählen, dass ich unters Messer musste. Denn irgendeinen Grund hätte ich ja nennen müssen. Ralf und ich hatten vereinbart, dass ich mit dem Zug nach München fahren würde. Er wollte dann am Freitagnachmittag mit dem Auto anreisen, sich dort ein Hotelzimmer nehmen, um mich dann am Samstag, wenn alles überstanden war, wieder mit nach Hause nehmen zu können. So war der Plan. Bepackt mit meiner Tasche mit dem Nötigsten, einem guten Buch und doch ein wenig Aufregung im Bauch bestieg ich am Donnerstagvormittag den Zug. Die Klinik war nicht weit vom Bahnhof entfernt, sodass ich das letzte Stück laufen konnte. Kurz vor 12 Uhr meldete ich mich in der Klinik und konnte mein Bett beziehen. In meinem Zimmer lag bereits eine weitere Patientin, die wohl auch gerade erst angekommen war. Sie erschien nett auf den ersten Blick und begrüßte mich mit einem Lächeln. Es war strahlender Sonnenschein an diesem Tag, sodass ich keine Lust hatte, den ganzen Nachmittag in meinem Bett zu liegen. Aber die Klinik verlassen durfte ich auch nicht. Gegen frühen Abend sollten wohl noch ein paar Untersuchungen und Vorbereitungen für die morgige OP getroffen werden, aber bis dahin konnte ich mich zumindest ins klinikeigene Café setzen, das glücklicherweise auch eine Terrasse hatte. Dort ließ ich mich mit meinem Buch nieder und bestellte mir ein Stück Kuchen und ein Wasser. Bis abends durfte ich auch noch etwas essen. Die Zeit verging im Flug, mein Buch war interessant, ich telefonierte noch mit Ralf und erzählte von meinen ersten Eindrücken und auch von meinem doch in der Zwischenzeit aufgekommenen etwas flauen Magengefühl, vor dem morgigen Eingriff. Er versuchte mich zu beruhigen und mich zu trösten, dass er ja dann nach der OP schon bei mir wäre. Hoffentlich ging alles gut. Gegen Spätnachmittag ging ich wieder auf mein Zimmer. Es war in der Zwischenzeit noch eine dritte Zimmergenossin angekommen, die auch sehr angenehm wirkte. Ihr Partner leistete ihr noch Gesellschaft. Ich legte mich nun auch ins Bett und las mein Buch weiter. Als wir drei später alleine waren, beschnupperten wir uns erst einmal. Wir stellten fest, dass wir alle drei eine Bauch- und Gebärmutterspiegelung vor uns hatten. Die eine wegen einer Zyste, die andere auch im Rahmen einer Kinderwunschbehandlung. Sehr offen unterhielten wir uns über unseren Kinderwunsch und darüber, was wir schon alles unternommen hatten. Wir lachten auch viel, konnten uns alle drei gut unterhalten und es versprach ein netter Abend zu werden, trotz Krankenbett. Nacheinander mussten wir zu unseren OP-Vorbereitungen, unter anderem wurde bei allen von uns ein Einlauf vorgenommen. Davor hatte ich etwas Angst, ich hatte so etwas noch nie bekommen. Aber auch diese Prozedur überstand ich und nacheinander tigerten wir drei immer wieder auf die Toilette in unserem Zimmer. Bald waren unsere Mägen leer und wir vorbereitet auf die OP am nächsten Morgen.

Bei Sonnenaufgang wurden wir geweckt. Wir hatten alle gut geschlafen, zum Glück hatte keine von uns geschnarcht. Ein Frühstück bekamen wir nicht, lediglich die Zeiten unserer OP wurden uns mitgeteilt. Ich war die letzte Patientin aus meinem Zimmer. Erst gegen Mittag war ich dran. Es wurde ein zäher Vormittag. Ich hatte Hunger, war aufgeregt und wollte es hinter mir haben. Auf mein Buch konnte ich mich nicht so recht konzentrieren. Bald schon kam meine erste Zimmergenossin operiert zurück. Sie schlief noch tief und fest. Als auch die Zweite zurück ins Zimmer geschoben wurde, holte man mich endlich ab. Wie am Vormittag angewiesen, hatte ich das schöne grüne Hemdchen angezogen und die grüne Haube aufgesetzt. Jetzt ging mir doch sehr die Muffe. Doch dann ging alles ganz schnell. Im Vorraum des OP musste ich noch kurz warten, wurde dann in den OP geschoben, musste auf den OP-Tisch liegen und schon wurde die Kanüle gelegt. Der Arzt stellte sich vor und dann war ich auch schon weg und schlief tief und fest.

Als ich erwachte hatte ich starke Schmerzen. Ich merkte, dass mein ganzer Körper zitterte. Mein Hals war ganz rauh und ich versuchte nach einer Schwester zu rufen. Schnell war jemand bei mir und ich versuchte mitzuteilen, dass es mir schlecht ging. Das war gar nicht so einfach, denn ich war zudem noch sehr benommen. Die Schwester gab mir ein Schmerzmittel und meinte, das wäre ganz normal. Es würde sicher bald besser werden. Die OP sei aber gut gelaufen, es gab keine besonderen Vorkommnisse. Das war ja schon einmal positiv. Nach einiger Zeit ging es mir besser und nach einer Stunde im Aufwachraum wurde ich in mein Zimmer geschoben. Dort schlief ich noch eine ganze Weile. Als ich aufwachte sah ich, dass Ralf bereits neben mir saß. War ich froh! Endlich nicht mehr alleine! Es tat gut ihn neben mir zu haben. Bald schon konnte ich mich ein wenig aufrichten und mich mit ihm unterhalten. Er hatte bereits sein Hotelzimmer bezogen, es war gleich gegenüber der Klinik. Ich war sehr froh, dass ich die OP gut überstanden hatte. Auch meine Zimmergenossinnen waren inzwischen einigermaßen fit und wir unterhielten uns alle recht angeregt. Der Partner der anderen Kinderwunsch-Patientin war ebenfalls eingetroffen und die Stimmung wurde wieder etwas besser. Wir waren über dem Berg.

Am frühen Abend kam der operierende Arzt zu uns, um über die Ergebnisse der OP zu sprechen. Ich war sehr gespannt, ob es neue Erkenntnisse gab! Zunächst waren die beiden anderen Mädels an der Reihe, dann gesellte sich der Arzt zu uns. Was er uns erzählte war nichts Neues. Neue Endometriose-Herde wurden entfernt, könnten aber nicht der Hinderungsgrund für einen Schwangerschaft gewesen sein, da es nur wenig störendes Gewebe gewesen sei. Die Eileiter wären beide komplett frei. Auch sonst sei nichts Außergewöhnliches entdeckt worden. Sofern es mir morgen gut ginge, könne ich wahrscheinlich entlassen werden. Das war es. Irgendwie war ich enttäuscht. Es war zwar alles in Ordnung, trotzdem hatte ich einen Funken Hoffnung gehabt, dass etwas gefunden wurde, was wir noch nicht hatten und was dafür verantwortlich war, dass ich nicht schwanger wurde. Ralf warf ein, dass es doch ein gutes Zeichen wäre, dass in meinem Bauch alles im grünen Bereich sei. So könnten wir nun in aller Ruhe einen neuen Versuch machen. Eigentlich hatte er ja Recht. Hauptsache es war alles ok und ich war gesund. Nach dem Abendessen verabschiedete sich Ralf. Wir drei Verbliebenen unterhielten uns noch ein wenig und schliefen aber dann sehr schnell ein. In der Nacht waren wir häufig wach, da immer eine von uns abwechselnd auf die Toilette musste. Dazu sollten wir klingeln, wurden wir vor dem Schlafengehen angewiesen. Denn wir hatten alle drei noch einen Schlauch im Bauch, der die Wundflüssigkeit abtransportieren sollte. Diesen, sowie den Behälter, in den die Flüssigkeit hinein transportiert wurde, mussten wir mit auf die Toilette nehme. Alle drei waren wir doch noch recht wackelig auf den Beinen, der Kreislauf hing am Boden, sodass uns eine Schwester jeweils helfen musste. Ich war froh, als es endlich Morgen wurde.

Ich hatte vor, auf jeden Fall heute mit Ralf nach Hause zu gehen. Es ging mir einigermaßen gut, ich hatte nun genug von meinem Krankenbett. Zuhause könnte ich wenigstens auf dem Sofa liegen, Fernsehen und mein eigener Herr sein. So drängte ich den Arzt, der am Vormittag zur Visite kam darauf, mich zu entlassen. Nur mit Mühe und Not konnte ich ihn dazu bringen, mir die Erlaubnis zu geben. Nun musste nur noch der Schlauch aus meinem Bauch entfernt werden. Nach langem Warten und mehrmaligem Nachhaken kam endlich eine Schwester, die mir das blöde Ding entfernte. Das war ein gutes Gefühl! In Windeseile packte ich meine Tasche und rief Ralf an, dass er mich abholen konnte. Auch er war froh, nicht eine weitere Nacht in München verbringen zu müssen und so traten wir den Heimweg an. Zuhause angekommen erholte ich mich sehr schnell und konnte wie geplant am Montag wieder ins Büro, als sei nichts gewesen.

Die sechste und letzte ICSI

Bald war es wieder soweit, der zweite Besuch bei unserem Professor in der Münchner Kinderwunschpraxis stand an. Was wir genau besprechen wollten, wusste ich eigentlich gar nicht. Er würde den OP Bericht vorliegen haben, aber das Ergebnis kannten wir ja schon. Ließen wir uns also überraschen was der Termin bringen sollte.

Als wir ihm gegenüber saßen grinste er und meinte ganz verräterisch, „jetzt geht es los". Ich war zunächst ganz irritiert. Was ging los? Spätestens als er den Behandlungsplan hervor nahm wusste ich, jetzt war es wieder soweit. Ich hatte eigentlich erst in einem Monat damit gerechnet, aber schon in zwei Wochen sollte ich mir wieder die erste Spritze setzen! War mir aber auch recht, je schneller desto besser. Wir hatten nun so lange Pause gehabt! Wir besprachen kurz den Ablauf, welche Begleitmedikamente ich nehmen würde und wie wir vorgehen sollten. Neu bei diesem Versuch kamen eine Einnistungsspülung und das Medikament Granocyte ins Spiel. Granocyte war ein Medikament, dessen Wirkung speziell bei Kinderwunsch-Patienten noch nicht hinreichend erprobt war. Es wurden jedoch erste positive Ergebnisse in Bezug auf eine erfolgreiche Einnistung damit erzielt. Ich würde mir Granocyte mehrmals nach dem Transfer subkutan spritzen müssen. Die Einnistungsspülung sollte ebenfalls eine Einnistung unterstützen, eine Abstoßungsreaktion des Embryos in meiner Gebärmutter sollte damit verhindert werden. Dazu würde aus Ralfs Spermien ein Seminalplasma (Ejakulat ohne Spermien) aufbereitet werden. Die darin enthaltenen Botenstoffe wirken in der Gebärmutter dahingehend, dass eine Immuntoleranz entsteht. Der Embryo soll dadurch nicht als Fremdkörper angesehen und abgestoßen werden. Alle anderen Medikamente auf dem Behandlungsplan kannten wir bereits aus den vorherigen Versuchen. Die beiden neuen Vorschläge leuchteten mir wirklich ein und ich spürte eine kurze Welle der Hoffnung, dass dies vielleicht unser Glücksversuch werden könnte?!

Professor W. versprach, mich auf jeden Fall selbst zu punktieren und mich als Spezialpatientin zu behandeln. Ich solle darauf achten, dass er bei jedem Schritt dabei sei. Mensch das war ein Ding. So exklusiv wurde ich noch nie behandelt! Musste man also erst einmal so viele negative Versuche mitgemacht haben, dass man für einen Arzt wichtig wurde. Mir sollte es recht sein. Endlich war ich mal nicht nur eine Nummer. Mit dem Behandlungsplan und Rezepten bepackt verließen wir München auf der Autobahn.

Die erste Spritze setzte ich mir gekonnt, ich hatte ja schließlich Übung. Wenn ich manchmal im Forum die banalsten Fragen oder Probleme las dachte ich mir, ich hatte wirklich schon viel mitgemacht in der Zwischenzeit. Glücklicherweise fielen die letzten Ultraschalltermine, Punktion und Transfer genau in die Woche Urlaub, die ich vor Wochen eingereicht hatte. Ich hatte also gut gerechnet. Denn ohne Urlaub wäre es dieses Mal nicht machbar gewesen, ohne etwas im Büro sagen zu müssen. Denn ich musste insgesamt vier Mal nach München fahren. Der Professor wollte ja alles genau überwachen, zudem erfolgte noch die Einnistungsspülung kurz vor dem Transfer. Ich nahm nochmals alles in Kauf. Es war ja schließlich unser letzter Versuch, so hatten Ralf und ich uns geeinigt. Danach sollte Schluss sein. Schluss mit ICSI & Co. Das Thema Eizellspende hatten wir in der Zwischenzeit nicht mehr diskutiert, wir wollten erst diesen Versuch hinter uns bringen. Über Adoption hatte ich mich allerdings schon weiter informiert und schielte nach dieser Möglichkeit, die uns auf einem anderen Weg ein Kind bringen konnte. Es ging mir während dem Versuch recht gut, ich war in einer positiven Stimmung. Einerseits hoffte ich natürlich auf einen guten Ausgang, auf der anderen Seite war es fast eine Erleichterung zu wissen, dass dies die letzte Tortur sein würde. Egal mit welchem Ausgang. Es war nahezu befreiend. Wahrscheinlich auch deshalb, weil ich mich immer mehr mit einer Adoption anfreunden konnte. Das Thema begeisterte mich immer mehr und ich stellte mir schon vor, wie es sein würde Adoptivmama zu sein. Aber nun musste erst einmal dieser letzte Versuch hinter uns gebracht werden. Auch erst dann wollte sich Ralf mit dieser Thematik intensiv befassen. Ich war froh, dass er überhaupt dazu bereit war mit mir diesen anderen Weg zu überlegen. Deshalb machte ich die letzte Zeit auch keinen allzu großen Druck mehr.

Unser letzter Versuch in München lief gut. Es konnten bei der Punktion fünf Eizellen geerntet werden. Dies war die niedrigste Zahl die ich je hatte. Trotzdem war ich entspannt. Es würde schon etwas übrigbleiben. Die Punktion überstand ich auch dieses Mal hervorragend. Brav nahm ich die verordneten Medikamente weiter bis zum Transfer, es war ja dieses Mal ein heftiger Mix aus unterschiedlichen Präparaten, aber wir wollten einfach alles nochmals ausreizen. Endlich war der Tag des Transfers gekommen. Mir ging die Fahrerei nach München und zurück total auf den Keks, ich wollte es einfach hinter mich bringen. So fuhr ich an Tag Fünf nach der Punktion zum letzten Mal in die Praxis, um mir die übrig gebliebenen Embryonen einsetzen zu lassen. Der Professor selbst kam mir strahlend entgegen und sagte optimistisch: „Zwei sehr schöne Blastos haben wir. Es sieht gut aus". Er selbst nahm den Transfer vor. Anschließend unterhielten wir uns noch darüber, wie ich die Medikamente weiternehmen sollte. Ich entschied mich weiterhin für die volle Palette, wenn schon der letzte Versuch, dann wollten wir mit allen Medikamenten die nützlich sein könnten unterstützen! Er wünschte mir viel Glück, ich merkte ihm an, dass er mir wirklich sehr wünschte, dass einer der Embryonen endlich bei mir blieb. Ich bedankte mich für seine sehr gute, persönliche und kompetente Betreuung und verabschiedete mich dann nach Hause. Ein letztes Mal Warteschleife stand mir bevor. Nochmals zwei Wochen warten bis zum Bluttest. Wobei ich diesen ja immer ausließ und mich mit ein oder zwei Pipitest zufrieden gab.

Die nächsten zwei Wochen verliefen unspektakulär. Es war wie immer. Ich spürte ab und zu ein Ziehen, die Brüste spannten und ich wurde von Tag zu Tag nervöser. Von der Grundeinstellung her erwartete ich ein Negativ. Trotzdem kam immer wieder der Gedanke, dass es ja vielleicht auch mal geklappt haben könnte? Aber ich wollte mich einfach nicht zu sehr damit befassen wie es wäre endlich mal schwanger zu sein. Denn umso härter wäre wieder der Fall, wenn es eben nicht so wäre. Auch Ralf ging es dieses Mal nicht so gut. Er war ja bei jedem Versuch so guter Dinge gewesen. Aber die lange Zeit der Behandlungen hatte auch ihn etwas mürbe und mutloser gemacht. Auch er rechnete insgeheim nicht mehr mit einem Positiv, genau wie ich.

Wie erwartet endete auch unser letzter Versuch negativ. Ich war einfach erleichtert, dass es vorbei war. Erst mit einem Tag Verzögerung konnte ich weinen. Auch Ralf verdrückte nach diesem Versuch Tränen. Wir merkten beide, dass es dies gewesen war. Wir würden wohl kein leibliches Kind mehr bekommen. Es war einerseits wie ein Befreiungsschlag, auf der anderen Seite kam tiefe Traurigkeit in uns auf. Da hatte man sich jahrelang von

Behandlung zu Behandlung gehangelt, mit jedem Versuch hatte man neue Hoffnung geschöpft und nun war es vorbei. Die Zeit des Abschieds vom leiblichen Kind war gekommen. Denn mit einer Schwangerschaft, die auf natürlichem Wege zustande kommen könnte, rechneten wir nicht mehr. Es hatte in den vergangenen fünf Jahren nicht geklappt, warum also in der Zukunft.

Nun hieß es andere Wege einschlagen. Interessanterweise kamen wir beide aber recht schnell wieder auf die Beine. Ich für meinen Teil hatte wohl schon vor dem Versuch in München Abschied genommen vom leiblichen Kind. Hatte zu dem Zeitpunkt schon nicht mehr an eine Schwangerschaft geglaubt. Das machte es mir nun etwas einfacher.

Erste intensive Überlegungen in Richtung Adoption

Unsere Gespräche in Richtung Adoption wurden nun immer intensiver. Immer häufiger beschäftigten wir beide uns damit. Nicht zuletzt aufgrund der Altersproblematik, die ich immer im Kopf hatte. Ralf war ja während der Behandlungen der Ansicht gewesen, dass wir erst das Thema leibliche Kinder abschließen sollten, bevor wir neue Pisten betreten würden. Ich stimmte ihm damals zwar immer zu, aufgrund der Altersproblematik machte ich ihm aber auch klar, dass wir mit einer Adoption nicht mehr beginnen müssten wenn wir 40 Jahre alt sind. Immerhin gingen wir beide schon grob auf die 40 zu.

Der Wandel meines Denkens vom leiblichen Kind zum Adoptivkind hatte sich bei mir schrittweise vollzogen. Ich war lange Zeit gefangen in meinem Kreis, der sich um ein leibliches Kind gedreht hatte, auf Biegen und Brechen. Und zwar wenn möglich sofort! Aber wir Kinderwunschpatienten sind geduldige Menschen. Müssen wir sein, es bleibt uns nichts anderes übrig. Und so hat man viel Zeit nachzudenken und auf andere Gedanken zu kommen. Aber auch die Gespräche bei meiner Psychologin haben dazu beigetragen den Blick zu öffnen und andere Gedanken zuzulassen. Das hat mir während der schweren Zeit ungemein geholfen. Und mich dem Thema Adoption immer näher gebracht. Es war in jeder Hinsicht ein äußerst interessantes und berührendes Thema. Und je mehr ich mich damit beschäftigt hatte, desto mehr konnte ich mir ein adoptiertes Kind vorstellen. Ob vom Inland oder Ausland, das stand für mich persönlich noch offen. Fast schon sah ich es als meine Berufung an, Mama für ein Adoptivkind zu werden.

Auch Ralf wollte von jeher voll und ganz Papa sein und Verantwortung für eine Familie übernehmen. Je länger wir uns nun über das Thema unterhielten und diskutierten, desto mehr beschäftige auch er sich damit. Dass wir einmal eine Adoption in Erwägung ziehen würden, hätten wir uns nie träumen lassen. Heute wissen wir, dass sich das Leben nicht in jedem Punkt beeinflussen lässt. Vor allem Ralf musste das lernen, da er alles in seinem Leben bisher genau geplant hatte und auch kontrollieren konnte. Aber beim Thema des Kinder-Kriegen war auch er machtlos.

Wir waren beide froh, dass wir die schwere Zeit der Kinderwunschbehandlungen hinter uns gelassen hatten und ein neues Ziel im Auge hatten. Wir konnten uns wieder mehr am Leben erfreuen. Unsere Beziehung war durch diese Zeit sehr gereift und ist bis zum heutigen Tag sehr viel fester geworden, da wir noch enger zusammengewachsen sind. Gemeinsam beschlossen wir nach vielen intensiven Gesprächen, dass eine Adoption unser Weg sein sollte. Wir wollten hier nun durchstarten. Und wenn möglich schnell.

Nach eingehenden Recherchen wussten wir nun wie

eine Adoption theoretisch ablaufen würde. Klar war, dass jeder Adoption ein langes Verfahren vorausgehen würde.

Auch die persönlichen Voraussetzungen hatten wir geprüft. Man musste verheiratet sein, zudem sollte die Ehe belastbar sein, damit eine stabile Basis vorhanden war. Was die Altersgrenze betraf, so sollten der Altersabstand zwischen dem Kind und den Eltern nicht mehr als 40 Jahre betragen. Hat einer der Ehepartner diese Altersgrenze erreicht, ist die Chance sehr gering, einen Säugling vermittelt zu bekommen. Und wir wollten natürlich sehr gern ein ganz kleines Baby bekommen, da waren wir uns einig. Es wurde also Zeit, denn mit einer einzurechnenden Wartezeit wurde das eventuell schon knapp. Und wir wollten ja nicht irgendwann ganz ohne Kind dastehen. Was war aber der Reihe nach zu tun, um zu einem Adoptivkind zu kommen?

Um in Deutschland ein Kind adoptieren zu können, muss man mit dem örtlichen Jugendamt in Verbindung treten und dort ein sogenanntes Eignungsverfahren absolvieren. Je nach Stadt gibt es unterschiedliche Vorgehensweisen, wie das Verfahren abläuft, aber grundsätzlich ist der Ablauf folgendermaßen. Man meldet sich zunächst telefonisch bei seinem zuständigen Jugendamt. In manchen Städten erfolgt ein Erstgespräch, andere Städte wiederum veranstalten Informationstage, an denen man sich als adoptionswilliges Paar informieren kann. Dort lernt man auch die zuständigen Sachbearbeiter kennen. In wieder anderen Städten finden Vorbereitungsseminare statt, an denen mehrere Paare auf einmal teilnehmen.

In einem nächsten Schritt muss sich jedes Paar schriftlich bewerben. Dabei geht es darum die gestellten Fragen im Bewerbungsformular zu beantworten, einen Lebensbericht beider Ehepartner zu schreiben sowie diverse Dokumente und Urkunden wie Heiratsurkunde, Geburtsurkunden, polizeiliche Führungszeugnisse, Gesundheitszeugnisse, Gehaltsnachweise usw. einzureichen. Zudem sind schöne Fotos beizufügen, die die Bewerber mit der Familie, bei der Ausübung von Hobbies oder im Urlaub zeigen. Hat man dann alle Unterlagen gesammelt, reicht man diese beim zuständigen Jugendamt ein. Nun ist es wieder unterschiedlich von Jugendamt zu Jugendamt, wie lange die Unterlagen dort liegen. Zeitliche Angaben die wir finden konnten lagen zwischen zwei Wochen und einem halben Jahr. Auf jeden Fall folgen auf die eingereichten Unterlagen ein oder mehrere Gespräche mit dem Sachbearbeiter. Unter anderem findet auch ein Hausbesuch statt. Hat man all diese Gespräche erfolgreich absolviert, dann ist man anerkannt im jeweiligen Jugendamt und wird auf die Warteliste für ein Adoptivkind gesetzt. Die Dauer des Eignungsverfahrens variiert ebenfalls von Stadt zu Stadt und dauert von ca. drei Monaten bis einem Jahr. Ab dann beginnt die Zeit des Wartens auf DEN Anruf. Der erlösende Anruf, dass ein Kind auf einen wartet, kann wiederum zwischen wenigen Monate und einigen Jahren dauern. Hier hat man absolut keine Handhabe mehr. Abhängig ist dies davon, wie viele Kinder in einem Landkreis zur Adoption freigegeben werden. Eine weitere Möglichkeit nach Erhalt der Anerkennung ist es, sich bei einer Auslandsvermittlungsstelle zu melden, um sich für ein Adoptivkind aus dem Ausland zu bewerben.

Was in den Internet-Foren ganz heiß diskutiert wurde, war der Punkt der „Zweigleisigkeit". Viele Paare versuchen auch während dem Eignungsverfahren, in dem das adoptionswillige Paar vom Jugendamt überprüft wird und sogar während der Wartezeit noch ein leibliches Kind zu bekommen. Meistens über eine weitere Kinderwunschbehandlung. Die Jugendämter betrachten die Zweigleisigkeit allerdings als sehr kritisch und raten dazu unbedingt ab. Im ersten Moment fragt man sich warum? Auch Ralf war ja immer schon darauf bedacht gewesen, zunächst die Kinderwunschbehandlung abzuschließen, um sich für einen neuen Weg zu öffnen. Und so war es auch richtig gewesen. Denn jedes adoptierte Kind hat ganz eigene Bedürfnisse und eine ganz individuelle Geschichte. Dies alles sollte man als Adoptiveltern annehmen und begleiten können, ohne Wenn und Aber. Dazu ist es sehr wichtig, dass man von seinem leiblichen Kind Abschied genommen hat. Gerade für ein angenommenes Kind ist es überaus wichtig, dass man das Adoptivkind nicht als Ersatz zu einem leiblichen Kind sieht, sondern es mit seiner eigenen Geschichte annimmt und begleiten darf. Natürlich kann kein Jugendamt direkt prüfen, was man neben der Anerkennung noch so treibt, aber es wird dringend abgeraten, parallel zu fahren. Auch wir hatten das nach und nach verstanden und so umgesetzt.

Soweit war die Theorie, über die wir nun Bescheid wussten. Wie genau es bei unserem Jugendamt laufen würde, das mussten wir noch herausfinden. Wir waren aber generell froh, dass wir diesen Weg nun als den unseren angedacht hatten.

Ein einziges Mal noch kam das Thema Eizellspende auf. Ralf fragte mich, ob wir nicht doch noch diesen Versuch in Prag unternehmen sollten. Als ich verneinte und ihm klar machte, dass ich davon noch nie zu 100% überzeugt war, akzeptierte es dies, ohne mich noch einmal überreden zu wollen. Ich war ihm sehr dankbar, dass dieses Thema damit vom Tisch war. Aber immerhin hatten wir in diesem Zuge ein schönes Wochenende in Prag erlebt.

Dann war es soweit, wir beschlossen, bei unserem

Jugendamt vorstellig zu werden und uns als adoptionswillig zu melden. Ich hatte inzwischen herausgefunden, dass unser örtliches Jugendamt eine Informationsveranstaltung für Interessierte anbot. Dies war somit der erste Schritt im Verfahren einer Adoption. Ob es ein Kind aus dem In- oder Ausland werden sollte, darüber waren wir uns nach wie vor noch nicht sicher. Aber dies konnte man ja auch erst zu einem späteren Zeitpunkt entscheiden, wenn man anerkannt war. Auf der Informationsveranstaltung wollten wir erst einmal weitere Informationen sammeln und die zuständigen Mitarbeiter kennen lernen.

Der erste Kontakt mit unserem Jugendamt erfolgte telefonisch. Ein wenig Muffensausen hatte ich schon, als ich die Nummer der Abteilung Adoption wählte. Ich wollte mich ja gleich positiv darstellen, dass wir überhaupt eine Chance hatten und nicht direkt abgestempelt wurden. Hoffentlich wurde ich nicht gleich alles Mögliche gefragt! Aber es war halb so wild. Ein paar Fragen wurden uns gestellt, ob wir uns darüber ausführlich Gedanken gemacht hätten und ob unser leiblicher Kinderwunsch abgeschlossen sei. Zudem erhielten wir die Information, dass es momentan wenige Kinder gibt, die zur Adoption vermittelt werden. Ich antwortete überlegt und versuchte einen sicheren Eindruck zu machen. Am Ende des Telefonats, das nicht einmal zehn Minuten gedauert hatte, erhielt ich den Termin für die Informationsveranstaltung. Diese war bereits in Kürze, nämlich Anfang Dezember. Es ging also flott weiter!

Dezember 2005

So saßen wir nun an besagtem Abend in den Räumen des Jugendamtes und beobachteten neugierig die Mitarbeiter des Bereiches Adoption sowie die anderen

Paare, die mit uns im selben Boot saßen. Wir waren mit Abstand die Jüngsten! Das machte uns sehr viel Mut und Hoffnung, dass wir vielleicht dadurch eine bessere Chance gegen die anderen Adoptionsinteressierten hatten. Die beiden Damen vom Jugendamt erschienen uns auf den ersten Blick sehr sympathisch. Frau M. war eine eher forsche und aufgeweckte Dame, die durch den Abend leitete. Frau A. ergänzte viel und machte einen ruhigen und sehr überlegten Eindruck. Wir hatten schnell das Gefühl, dass die beiden sich prima ergänzten und man mit beiden sehr gut klar kommen würde. Die Veranstaltung war interessant und informativ. Es war eine lockere Atmosphäre und der Druck, sich sehr positiv darstellen zu müssen, wich schnell.

So erfuhren wir nun aus erster Hand, welche Anforderungen das Jugendamt an Adoptiveltern stellt, um einem Adoptivkind optimale Entwicklungsbedingungen sicherstellen zu können. Einige Punkte bestätigten die Informationen, die wir bereits eigenständig recherchiert hatten.

Ein Adoptivkind benötigt belastbare Bezugspersonen. Um diesem Punkt Rechnung zu tragen, darf der Altersabstand zum Kind nicht mehr als 40 Jahre betragen. Das war bei uns der Fall.

Der unerfüllte Kinderwunsch sollte abgeschlossen und von beiden Partnern verarbeitet sein. Es ist ebenfalls nicht erwünscht, dass medizinische Kinderwunschbehandlungen parallel mit Adoptionsbemühungen laufen. Die bewusste Entscheidung zur Aufnahme eines nicht-leiblichen Kindes muss von beiden Partnern glaubhaft versichert werden können. Auch hier konnten wir einen klaren Haken setzen.

Adoptieren dürfen nur verheiratete Ehepartner. Die Partnerschaft sollte äußerst stabil und intakt sein, um dem

Adoptivkind ein geborgenes und zuverlässiges Zuhause gewährleisten zu können. Da Adoptivkinder mindestens bereits eine Trennung von wichtigen Bezugspersonen erleben mussten, ist es von ganz bedeutender Wichtigkeit, dass die Partnerschaft belastbar ist. Zudem ist ein Gesundheitszeugnis vorzulegen, das die körperliche Eignung zur Erziehung eines Kindes bestätigt.

Die wirtschaftliche Situation der Familie muss abgesichert sein, um ein Adoptivkind seiner Entwicklung angemessen fördern zu können. Ausreichend Wohnraum sollte gewährleistet sein, um die freie Entfaltung zu ermöglichen. Weiterhin wird erwartet, dass die berufliche Situation genug Zeit und Raum bietet, um sich um das Adoptivkind zu kümmern. Viel Zeit sollte vor allem in den wichtigen ersten drei Jahren überwiegend zuhause und nicht in einer Fremdbetreuung verbracht werden. Auch hier sahen wir keine Probleme. Ich wollte sowieso die ersten Jahre zuhause beim Kind bleiben.

Ein Führungszeugnis ist vorzulegen, das keine Einträge enthalten darf. Gott sei Dank waren wir beide nie straffällig gewesen!

Adoptiveltern müssen über ein hohes Maß an Einfühlungsvermögen, Belastbarkeit und Bindungsfähigkeit verfügen. Auch mit belastenden Situationen müssen sie in angemessener Weise klar kommen. Im Vorfeld einer Vermittlung ist zudem zu klären, welchen Abgabegründen der leiblichen Eltern die Adoptiveltern mit Wertschätzung begegnen können. Sie müssen in der Lage sein, die Entscheidung der leiblichen Eltern zur Abgabe mittragen und respektieren zu können.

Neben diesen allgemein gültigen Anforderungen wurde ein Punkt jedoch noch sehr gesondert und intensiv behandelt. Nämlich der, dass Adoptiveltern neben den

„normalen" Fähigkeiten jeder Eltern über weitere besondere Kompetenzen verfügen sollten. Ein zentrales und immer präsentes Thema würde die Herkunftsfamilie des Adoptivkindes sein. Diese würde immer bedeutsam sein. Ab einem gewissen Alter begibt sich das Adoptivkind auf „Identitätsfindung". Es wird sich dabei immer wieder mit seiner Herkunft (teils bekannt, teils vollständig unbekannt) auseinandersetzen und viele Fragen stellen. Sich vielleicht auch auf die Suche nach den Herkunftseltern machen wollen. Das zentrale Thema eines Adoptivkindes wird immer sein, dass es verlassen und weggegeben wurde. Um diese schmerzhafte Erfahrung akzeptieren zu können, müssten Adoptiveltern immer an seiner Seite sein, tröstend, liebevoll, verstehend.

Vor allem der letzte Punkt hatte es in sich. Viel wussten wir bereits aus unseren Recherchen, wobei ich mir über gerade den zuletzt angesprochenen Bereich noch keine intensiven Gedanken gemacht hatte.

Fakt war aber auch, dass in den letzten Jahren sehr wenige bis keine Kinder in unserer Stadt zur Vermittlung standen. Dadurch hatten sich wohl viele bereits anerkannte und wartende Paare zu einer Auslandsadoption entschieden. Frau M. erläuterte, dass man sich entscheiden müsse, ob man auf ein Kind aus dem Inland wartet oder sich für eine Auslandsadoption entscheidet. Beides gleichzeitig ginge nicht. Die Entscheidung käme bei vielen Paaren mit der Zeit des Anerkennungsverfahrens. Und dieses würden wir ja erst einmal durchlaufen müssen. Um das Verfahren zu eröffnen, würden wir einen Fragebogen ausfüllen und einen Lebensbericht schreiben müssen. Dieses sei dann die Basis für das erste Gespräch, welches bei uns zuhause stattfinden würde, der sogenannte Hausbesuch. Dies war also unser erster Schritt. Die Formulare sowie weiteres Informationsmaterial wurden am Ende der Veranstaltung ausgeteilt. Wir nahmen alles mit und gingen mit einem guten Gefühl nach Hause.

Dann war es mal wieder soweit. Weihnachten stand vor der Türe. Es war nun das fünfte Weihnachten, das wir ohne unser so sehnlichst herbei gewünschtes Kind feierten. Ich war nach wie vor psychisch so stark, dass es mir nichts mehr ausmachte, mit der ganzen Familie das Fest zu verbringen. Im Gegenteil. Dadurch, dass wir nun mit der Adoption ein neues konkretes Ziel vor Augen hatten, das zwar noch lange dauern würde, war es für mich schön alle Lieben um mich zu haben und meinem Neffen zuzuschauen, wie er seine Geschenke auspackte. Die leuchtenden Kinderaugen meines eigenen Kindes einmal zu sehen, das wünschte ich mir sehnlichst. Ralf und ich hatten vor, unseren Familien an Heilig Abend mitzuteilen, dass wir uns für eine Adoption entschieden hatten. Sie sollten alle informiert sein. Wir hatten dazu zwei Bücher gekauft, die wir unseren Eltern jeweils schenken wollten. Damit konnten sie sich langsam in das Thema einlesen.

Weihnachten war wie erwartet ein schönes Fest. Ich freute mich mit Jonathan über seine vielen Geschenke und war ganz gerührt, dass ich es war, die ihm beim Aufpacken der Geschenke helfen sollte. Unsere Beziehung war nach wie vor sehr innig. Ich war ihm ganz wichtig, so war sich auch meine Schwester sicher. Auch mir machte es Spaß Tante zu sein und zu merken, dass ich ihm wichtig war. Es war ein schönes Gefühl. Auch unser Vorhaben, allen über unsere geplante Adoption zu berichten, gelang uns gut. Mein Vater hatte diesbezüglich schon einmal gefragt, ob das nicht auch eine Möglichkeit für uns wäre. Auch meine Mutter war schon zu einer früheren Zeit auf dieses Thema gekommen und so waren meine Eltern sehr angetan und freuten sich mit uns, dass wir ein neues Ziel hatten. Auch meine Schwester war angenehm überrascht und sehr interessiert, was das Verfahren anging. Ob wir ein Kind aus dem In- oder Ausland wollten? Wie lange es dauern würde? Wir beantworteten geduldig alle Fragen. Meine Schwiegereltern waren sehr überrascht. Dadurch, dass sie über unsere vielen Behandlungen nicht Bescheid wussten (Ralf wollte das nicht), kam es für sie sehr überraschend. Es kamen viele Fragen auf. Fragen, die von Menschen, die von der Materie noch nie etwas gehört hatten, eben kamen. Wir versuchten geduldig alles so gut wie möglich darzustellen und alle Unklarheiten auszuräumen. Ein negativer Satz meiner Schwiegermutter ist allerdings bis heute noch hängengeblieben: „Vielleicht klappt es ja doch noch mit einem eigenen Kind, bevor ihr eins adoptiert." Man merkte, dass es viele Befürchtungen und Ängste gegenüber adoptierten Kindern gibt. Vor allem wenn man darüber noch nichts weiß. Wir hofften, dass sie mit dem Buch etwas offener unserem Vorhaben gegenüber wurden. Beide Eltern versprachen das Buch zu lesen. Natürlich würden wir ja auch so immer im Austausch bleiben. Zunächst wollten wir nur alle informieren, dass wir nun diesen Weg gehen würden. Und das war uns gelungen.

Nach den Weihnachtsfeiertagen stand unser großer Urlaub an. Es ging erneut nach Thailand. Drei Wochen entspannen, die Kultur weiter kennen lernen, gutes Essen genießen, faulenzen. Wir freuten uns unheimlich darauf. Als eine unserer Aufgaben während unseres Urlaubes hatten wir den Fragebogen des Jugendamts in den Koffer gesteckt. Vor allem ich wollte diesen bis zum Ende unserer Reise ausgefüllt haben, damit wir unseren Plan schnell vorantreiben konnten. Zudem mussten auch noch die Lebensberichte geschrieben werden. Hier waren mehrere Seiten gefordert. Ich muss jedoch gestehen, dass nicht nur Ralf, sondern auch ich mich Tag für Tag vor dem Ausfüllen des Fragebogens drückte. Es waren viele sehr intensive Fragen mit großen leeren Feldern, die es zu füllen galt. Zwar hatte ich schon vieles an Theorie gelesen, war aber trotzdem unsicher wie man auf bestimmte Fragen „richtig" antworten sollte. Dabei ging es unter anderem um Fragen wie „können sie sich ein Kind mit Beeinträchtigungen vorstellen" oder „wie stehen Sie zu einem Kind, das aus einer Vergewaltigung hervorgegangen ist". Eigentlich wollten wir ja am liebsten ein gesundes Kind. Natürlich kann man sich auch ein leibliches Kind nicht aussuchen, aber wenn man die Wahl hat, dann würde sich sicher jeder ein gesundes Kind wünschen. Es war wirklich nicht einfach diese Fragen einfach so auf dem Liegestuhl inmitten der Sonne Thailands zu beantworten.

Die Tage vergingen und vier Tage vor unserer Rückreise hatten wir den Fragebogen immer noch nackt im Koffer liegen. Und so machten wir uns am vorletzten Tag endlich dran und beantworteten alle Fragen. Ein Buch über Adoption half uns dabei, um bei kniffeligen Fragen einen Anhaltspunkt zu erhalten was man schreiben könnte. Ralf und ich hatten ein angeregtes Gespräch und es machte richtig Spaß zu diskutieren und verschiedene Aspekte zu berücksichtigen.

Unter anderem gab es auch einen Teil, in dem es darum ging, ob man ein Kind aus dem In- oder Ausland adoptieren möchte. Es war Ralfs Idee, sich für ein Kind aus Thailand zu bewerben, wenn es im Inland auf lange Sicht hin keine Kinder gab. Ich merkte, dass es ihm, ebenso wie mir, dieses Land sehr angetan hatte. Auch ich hatte insgeheim schon in diese Richtung überlegt und war überglücklich, dass wir einer Meinung waren.

Wir schafften es tatsächlich, den kompletten Fragebogen sowie das grobe Gerüst für unsere Lebensberichte in unserem Urlaub so fertigzustellen, dass wir zuhause nur noch alles ins Reine schreiben mussten. Unsere Gespräche, die über den Fragebogen zustande kamen, waren sehr gut und intensiv gewesen. Wir waren nach wie vor einstimmig sicher, dass wir ein Kind adoptieren wollten. So schwer auch dieser Weg werden würde, wir wollten ihn gehen! Ich hatte einmal ein Zitat von Aristoteles gelesen, das mir in unserer momentanen Situation sehr passend erschien. Es hieß: „Wir können den Wind nicht ändern, aber die Segel anders setzen." Wir hatten unsere Segel nun in Richtung Adoption gesetzt. Und waren beide froh, dass das Kapitel „Kinderwunschbehandlung" damit ein für alle Mal zu Ende war.

Sechstes Kapitel

2006 – neue Ziele in Sicht

Erste Begegnung mit dem Jugendamt und die Anerkennung

Januar 2006

Wieder zuhause angekommen war mein erstes Ziel, die Unterlagen so schnell wie möglich fertigzustellen und ans Jugendamt zu schicken. Zudem wurden einige Fotos von uns und unserem näheren Umfeld gefordert. Auch hier stöberten wir noch ein Wochenende lang in unserer umfangreichen Fotosammlung, bis wir die passenden Fotos ausgewählt hatten. Fein säuberlich schrieb ich den Fragebogen und unsere Lebensberichte ins Reine, setzte einen netten Begleitbrief auf und bald schon war alles komplett und konnte in den Briefkasten. Nun hieß es abwarten. Wobei wir das Warten inzwischen nicht mehr als so lästig empfanden. Irgendwann würde es schon weitergehen.

Bereits zwei Wochen später meldete sich eine der beiden Sachbearbeiterinnen unseres Jugendamts. Frau M. teilte uns mit, dass sie uns im Anerkennungsverfahren betreuen würde. Sie hätte inzwischen unsere Unterlagen gesichtet und gelesen und wolle uns nun als nächstes gerne zuhause besuchen. Der Hausbesuch! Davon wurde in den Internetforen viel berichtet. Bei jedem lief es zwar irgendwie anders ab. Aber überall stand, man solle die Wohnung gründlich putzen und schön saubermachen. Eine Tischdecke auf den Tisch legen und am besten einen selbstgebackenen Kuchen servieren. Es ging wohl beim Hausbesuch unter anderem auch darum, dass sich die Sachbearbeiter ein Bild machen können, wie man lebt und ob in der Wohnung ausreichend Platz für ein Kind vorgesehen ist. Fände unsere Sachbearbeiterin Gefallen an unserer Wohnung und vor allem an dem Zimmer, das wir

174

für ein Kind vorgesehen hatten?

Wir vereinbarten einen Termin in drei Wochen. Das ging ja zügig voran! Ich war begeistert. Und aufgeregt, wie der Termin wohl laufen würde. Abgesehen von den Sauberkeits-Fragen unserer Wohnung. Welche Fragen würden auf uns zukommen? Würden wir den Ansprüchen gerecht werden können?

Ralf ging die Sache wieder etwas entspannter an als ich. Wir würden schon einen guten Eindruck hinterlassen, meinte er. Wir hätten eine schöne Wohnung, beide einen anständigen Beruf, seien vernünftig und könnten uns gut ausdrücken. Warum sollte sie uns nicht gut genug für ein Adoptivkind finden?

Als der Hausbesuch in unmittelbare Nähe rückte wurde ich dennoch etwas unruhig. Ich putzte natürlich die ganze Wohnung und backte einen Apfelkuchen. Legte eine Tischdecke auf und deckte schön den Tisch. Der Tee war bereits fertig auf dem Stövchen und der Kaffee aufgesetzt, als Frau M. bei uns klingelte. Die ersten paar Minuten waren etwas angespannt, aber wir merkten schnell, dass sie ein ganz netter Mensch war, normal und sympathisch. Sie bestaunte zunächst unsere Wohnung und den Garten und fand es bei uns sehr schön und wohnlich. Und wir hätten ja so viel Platz! Natürlich wollte sie auch das Zimmer sehen, welches wir für ein Kind vorgesehen hatten. Aber auch hier konnten wir sie scheinbar zufriedenstellen. Beim Kaffeetrinken unterhielten wir uns zunächst über allgemeine Dinge, dann holte sie unseren ausgefüllten Fragebogen aus der Tasche. „Dann kommen wir mal zur Sache", meinte sie lachend. Sie bat uns darum, dass wir gegenseitig unseren jeweiligen Lebenslauf vorstellen sollten. Dabei würde es ihr besonders darauf ankommen, wie wir unsere Kindheit und Jugend erlebt hätten. Zudem würde sie gerne erfahren, wie wir den anderen sehen in

Bezug auf Erziehung und Werte. Wir schauten uns kurz an, wer sollte denn beginnen? Ralf wollte wohl zeigen, dass er mich gut kannte und legte zügig los. Ich muss sagen ich war erstaunt wie gut er sich auch in meiner Kindheit auskannte, wie positiv er alles darstellte, auch die Punkte nicht ausließ in denen meine Eltern etwas Probleme mit mir hatten. Auch meine Einstellung zur Kindererziehung kannte er gut und konnte Frau M. eine bildhaft dargestellte Geschichte erzählen, in der ich überaus gut wegkam. Dann war ich an der Reihe. Auch ich meisterte die Vorstellung meines Mannes hervorragend. Anfangs war ich etwas angespannt, aber mit der Zeit machte es mir richtig Spaß meinen Mann vorzustellen, über seine Kindheit zu berichten und Frau M. klarzumachen, dass wir beide alles tun würden, um einem Kind ein schönes Zuhause zu geben. So wie wir es beide in unserer Kindheit erlebt hatten. Sie kommentierte unsere Vorstellung damit, dass wir wohl beide in einem sehr behüteten und funktionierenden Elternhaus aufgewachsen seien, was natürlich als gutes Vorbild diene, um es an ein Kind weiterzugeben. Auch unsere kleinen Macken im Lebenslauf waren ihr kein Dorn im Auge. Im Gegenteil, mit jedem negativen Erlebnis würde man für das weitere Leben gestärkt und hätte auch gelernt mit Problemen umzugehen.

Im weiteren Verlauf des Gespräches unterhielten wir uns über unterschiedliche Fragen, die unsere Motivation betrafen. Wir sprachen zudem über unsere Grenzen. Damit war gemeint, mit welchen Krankheiten oder Verhaltensstörungen eines Kindes wir würden umgehen können. Und auch welche Vorgeschichte für uns tragbar wäre. Dabei meinte sie unter anderem Kinder, die aus Inzest stammen, aus Vergewaltigung entstanden sind oder aus einer Alkoholiker-Familie hervorgekommen sind. Oder Kinder, die anonym geboren oder abgegeben wurden. Es waren viele sehr intensive Fragen mit denen wir konfrontiert wurden. Auf einige hatten wir uns vorbereitet, auf andere nicht. Aber es war spannend darüber nachzudenken, zu diskutieren und sich auszutauschen. Es wurde auch nicht erwartet, dass wir uns bei allen Punkten, die besprochen wurden, sofort festlegten. Es ging einfach darum sensibel für diese Themen zu werden und sich bis zum nächsten Termin klar zu werden, welches Päckchen wir uns zutrauen würden und wie wir damit umgehen könnten.

Ein weiteres Thema war, wie wir zu verschiedenen Formen der Adoption stehen. Sie erläuterte diese kurz für uns. In Deutschland gibt es geschlossene, halboffene oder offene Adoptionen. Bei einer geschlossenen, oder auch Inkognito-Adoption, ist den leiblichen Eltern nicht bekannt, zu welchen Eltern das zur Adoption freigegebene Kind vermittelt wird. Es kann somit kein Kontakt hergestellt werden. Bei einer halboffenen Adoption gibt es die Möglichkeit, dass sich leibliche Eltern und Adoptiveltern kennen lernen oder auch Briefkontakt über das Jugendamt möglich ist. Bei einer offenen Adoption besteht ein unmittelbarer Kontakt zwischen leiblichen Eltern und Adoptiveltern. Ich weiß noch wie ich anfangs auf diese Fragen reagiert hätte, als ich mich mit dem Thema noch nicht befasst hatte. Damals wäre ich definitiv für eine Inkognito-Adoption gewesen. Aber je mehr man sich mit dem Thema beschäftigt, desto mehr erkennt man, dass diese Form der Adoption für Kinder nicht zwingend die Beste ist. Kinder möchten irgendwann wissen woher ihre Wurzeln stammen und machen sich auf die Suche nach ihrer Herkunftsfamilie. Bei einer Inkognito-Adoption sind allerdings keine Spuren bekannt, woher das Kind kommt, es gibt keinerlei Anhaltspunkte über die Herkunft. Viele Adoptierte leiden darunter, sie beschreiben den Zustand als innerlich verloren. Denn sie wissen nicht, wo ihre Wurzeln liegen. Viele adoptierte Kinder, die ihre leiblichen Eltern nicht kennen, glorifizieren diese dann und malen sich die Herkunftsfamilie in den schönsten Farben aus. Vor allem in der Pubertät können dadurch große Konflikte mit der Adoptivfamilie entstehen. Und je größer die Konflikte, desto großartiger werden die Phantasien über die Herkunftsfamilie. Sind jedoch Details oder Fotos über die leiblichen Eltern bekannt, so wird einem Adoptivkind eher die Realität klar und es kann sich damit auseinandersetzen, am besten immer mit Hilfe der Adoptiveltern. Es besteht weniger die Gefahr, dass das Kind in eine tiefe Identitätskrise stürzt.

Am besten gefiel uns das Modell einer halboffenen Adoption. Es wären Informationen über die Herkunftsfamilie bekannt, eventuell könnten wir die leibliche Mutter sogar kennen lernen. Damit wäre die Chance gegeben, unserem Kind von seiner Herkunft erzählen zu können. Aber auch bei diesem Thema mussten wir noch keine endgültige Entscheidung treffen. Und letztendlich würden wir es sowieso so nehmen müssen, wie es eben kommt.

Am Ende des Gesprächs nannte uns Frau M. noch die aktuellen Zahlen der erfolgten Vermittlungen in den letzten Jahren. Zudem gab sie die daraus resultierende ungefähre Wartezeit an, die anzusetzen war. Speziell für Kinder aus dem Inland. Die Zahlen waren ernüchternd für uns. In den letzten drei Jahren war nur ein Kind zur Adoption freigegeben worden. Die vergangenen zwei Jahre gab es keine einzige Vermittlung. Viele bereits wartende Paare hatten sich durch diese Durststrecke um eine Auslandsadoption bemüht, da dort die Aussichten besser waren, beziehungsweise man eine konkrete Wartezeit genannt bekam. Diese musste man eben aussitzen. Frau M. nannte noch eine weitere Option, die in den vergangenen

Jahren ebenfalls einige adoptionswillige Paare gewählt hatten. Pflegefamilien seien sehr gesucht. Es gäbe immer mehr Kinder, die nicht in ihrer Familie bleiben könnten. Und in Pflegefamilien gegeben werden, die ihnen ein liebevolles Zuhause schenken. Wir sollten uns darüber einmal Gedanken machen. Es gab also folgende Optionen: Wahrscheinlich sehr lange auf ein Kind aus dem Inland warten. Oder ein Kind aus dem Ausland adoptieren. Oder sich für ein Pflegekind bewerben. Hier würde es meist sehr schnell gehen.

Die drei Stunden, die Frau M. bei uns war, vergingen wie im Flug. Es war ein sehr nettes, intensives und aufschlussreiches Gespräch gewesen, durch das wir viele neue Eindrücke und Gedanken gewannen. Diese mussten nun erst einmal verarbeitet werden. Wir verabschiedeten uns mit dem Ziel, uns in ungefähr vier Wochen bei ihr zu melden. Bis dahin hätte sich das Gespräch gesetzt, wir hätten unsere Gedanken ordnen können und das Verfahren könnte weitergehen.

In den nächsten Tagen diskutierten Ralf und ich mehrfach über die mit Frau M. besprochenen Themen. Wir waren beide sehr angetan von unserem ersten Termin. Frau M. war sympathisch, das Thema Adoption spannend und wir offen für diesen neuen Weg. Kurz hatten wir die Option eines Pflegekindes besprochen, waren uns aber beide einig, dass dies nicht unser Weg sein würde. Bei einer Pflegschaft wäre es doch nie zu 100% sicher, dass das Kind dauerhaft in der Pflegefamilie bleiben kann. Und eine Rückführung in die leibliche Familie würde vor allem ich nicht durchstehen können. Wenn wir ein Kind bekommen sollten, dann wollten wir schon ganz sicher sein, dass es auch bei uns bleiben kann und nicht ständig in der Angst leben, dass es sich die leibliche Familie doch wieder anders überlegt. Zudem gäbe es bei Pflegekindern meist regelmäßigen Besuchskontakt mit den leiblichen Eltern. Wir müssten uns also ein Stückweit auch nach denen richten. Auch bei den einfachsten Fragen müsste man Rücksprache mit dem Jugendamt bzw. der leiblichen Familie halten. Dies würde beispielsweise gelten für Arztbesuche, Urlaube und später bei der Schulwahl. Auch das war uns zu viel. Wir wollten einfach eine Familie sein, in der wir würden entscheiden können wie wir es machen wollten.

Damit gab es noch zwei Optionen: In- oder Auslandsadoption. Wir kamen zu dem Schluss, dass wir zunächst die Anerkennung für das Inland beenden und dann ein Jahr auf der Warteliste bleiben wollten. Dann würden wir merken, wie und ob es voran ging. Sollte es in diesem einen Jahr kein einziges Kind zur Vermittlung gegeben haben oder die Aussichten sehr schlecht sein, wollten wir in Richtung Auslandsadoption weiter gehen. Wir beschlossen bereits jetzt einmal Informationen einzuholen wie man solch eine Auslandsadoption überhaupt anging. Ich hatte von Vereinen gehört, die Kinder aus bestimmten Ländern vermitteln. Klar war für uns beide, dass wir bei einer Auslandsadoption über ein Kind aus Thailand sprachen. Darin waren wir uns einig seit unserem letzten Urlaub.

Wie besprochen meldeten wir uns bald wieder bei Frau M. wegen der weiteren Vorgehensweise. Sie lud uns zum zweiten Termin ins Jugendamt ein. Es ging alles recht schnell, was uns natürlich sehr recht war. So saßen wir bereits zwei Wochen nach unserem letzten Telefonat bei ihr im Büro. Was wir dieses Mal besprechen würden, das wussten wir nicht so genau. Wir waren jedoch nicht so aufgeregt wie beim Hausbesuch und wollten den Termin einfach auf uns zukommen lassen.

Auch das zweite Gespräch mit Frau M. war nett, offen

und unkompliziert. Zunächst sprachen wir über die Punkte, über die wir uns Gedanken gemacht hatten, quasi unsere Hausaufgaben vom letzten Mal. Auch unsere Planung zum weiteren Vorgehen hörte sie sich an und nickte diese ab. Zum Thema Auslandsadoption gab sie uns noch einige Hinweise zu den Vermittlungsstellen sowie eine Übersicht über verschiedene Vereine. Dann wollte sie mit uns das Kinderprofil für ein Kind aus dem Inland festlegen. Es ging nun darum abzusprechen, für welches Kind wir in Frage kommen könnten. Sollte es ein Mädchen oder ein Junge sein oder war uns dies egal? Natürlich waren wir offen für beide Geschlechter, warum auch nicht! Am liebsten wollten wir natürlich ein Neugeborenes. Auch dies wurde besprochen. Meistens seien die Kinder, die im Inland zur Adoption freigegeben werden sowieso Säuglinge. Dann ging es nochmals um Krankheiten. Ob wir uns auch ein Kind mit Beeinträchtigung vorstellen könnten? Wie wir dazu stehen würden, wenn bekannt sei, dass das Kind aus einer Vergewaltigung stammt usw. Es waren ähnliche Fragen wie im Fragebogen, den wir ganz zu Anfang ausgefüllt hatten. Lange diskutierten wir über verschiedene Themen. Dabei machte sie uns klar, dass wir am besten ehrlich sein sollten. Denn es würde uns ja nichts nützten, wenn wir jetzt sagen wir nehmen ein Kind mit Behinderung, es aber nach einem möglichen Kindervorschlag dann ausschließen. Endlich hatten wir alle Fragen abgehakt. Im Grunde wollten wir ein gesundes Neugeborenes, egal welchen Geschlechts. Mit einigen Beeinträchtigungen wären wir einverstanden, mit anderen nicht. Ebenso waren wir offen für ein Kind anderer Nationalität. Denn auch das konnte ja passieren bei einer Inlandsadoption.

Sie erwähnte noch, dass es nun sicher sehr lange dauern würde, bis wir einen Kindervorschlag bekommen. Und wir sollten nicht darauf warten, dass sie in diesem Jahr mit einem Kindervorschlag auf uns zukommt. Sie hätte derzeit auf der Warteliste noch anerkannte Paare aus dem Jahre 2003, die als nächstes an der Reihe wären. Aber wir sollten uns grob jedes halbe Jahr bei ihr melden, um zu besprechen wie der Stand der Dinge aussehen würde. Zudem würden sie regelmäßig sogenannte „Warteschleifensemniare" anbieten für anerkannte Adoptivbewerber. Dort würde man sich sicher auch öfters sehen. Und hatte dort die Möglichkeit, auch andere Paare kennen zu lernen.

Zum Schluss gratulierte sie uns zur Anerkennung. Ich war ganz platt, dass es doch so einfach gewesen war. Wir waren plötzlich anerkannte potentielle Eltern, die nur noch auf ein Kind warten mussten. Das nahm mir ein Stück Last von der Seele, mit meinem Körper versagt zu haben.

Oktober 2006

Ein halbes Jahr waren wir nun auf der Warteliste des Jugendamts. Natürlich hatte sich seitdem nichts getan. Wir lebten unser Leben, allerdings ohne den Druck einer ständigen Kinderwunschbehandlung. Ohne Druck auf einen positiven Schwangerschaftstest. Seitdem wir die Kinderwunschbehandlung beendet hatten, waren wir viel freier in dem was wir tun konnten. Wir freuten uns auf den Weg der Adoption und auf unser Kind. Irgendwann würde ein kleines Wesen auch zu uns finden, auch wenn es noch dauern würde. In der Zwischenzeit war ich komischerweise recht gelassen geworden. Und wir hatten ja noch die Aussicht, uns auf ein Kind aus dem Ausland zu bewerben.

Wieder werde ich Tante

Eine Nachricht versetzte mich dann allerdings doch wieder in einen kurzen Schock-Zustand. Meine Schwester erwartete ihr zweites Kind. Es sollte im April auf die Welt kommen. Ich erfuhr es über meine Eltern. Sie versuchten es mir schonend beizubringen. Trotzdem riss es mir wieder den Boden unter den Füßen weg. Zwar nicht so massiv wie bei ihrer ersten Schwangerschaft, aber es keimte doch wieder Neid in mir auf. Neid darüber, dass es bei anderen so einfach war. Dass andere ganz ohne Probleme schwanger wurden. Und nicht so lange Zeit warten mussten. Wahrscheinlich gar nicht wussten wie es war so lange warten zu müssen. Natürlich musste ich auch wieder weinen und meine Eltern waren tröstend für mich da. Auch Ralf war etwas geknickt, als ich ihm davon erzählte. Auch er wollte doch einfach ein Kind haben. Und nun war uns meine Schwester sogar schon zwei Kinder voraus. Glücklicherweise traf mich die Nachricht aber nicht ganz so hart wie bei der ersten Schwangerschaft, aber ein wenig Angst wurde es mir schon vor der kommenden Zeit. Ich konnte einfach mit Babybäuchen so schlecht umgehen. Ständig musste ich neidisch drauf starren. Aber schon wegen Jonathan wollte ich nicht nochmals einen Bruch zwischen uns zulassen. Gerade wo ich mich mit meinem Neffen so gut verstand und er mich so sehr mochte. Nein, auf seinem Rücken durfte das nicht ausgetragen werden. Es hieß also wieder Zähne zusammenbeißen, nichts anmerken lassen und durch.

In den nächsten Tagen wollte ich mich immer wieder bei meiner Schwester melden und ihr gratulieren. Aber es fiel mir so schwer anzurufen und die richtigen Worte zu finden. Auch sie meldete sich nicht bei mir, wahrscheinlich wusste sie auch nicht was sie mir gegenüber sagen sollte.

Ich entschied somit anders vorzugehen. Und schrieb ihr eine Email. Darin gratulierte ich ihr zur Schwangerschaft, schrieb aber auch, dass ich etwas enttäuscht darüber war, dass sie es mir nicht selbst sagen konnte oder wollte. Dass ich es über meine Eltern erfahren musste. Ich versicherte ihr, dass ich unser gutes Schwestern-Verhältnis nicht noch einmal so schleifen lassen wollte, sondern versuchen wollte, unseren Kontakt beizubehalten, besonders wegen Jonathan. Sie aber bitte Verständnis haben sollte, wenn ich nicht ausführlich alles über ihre Schwangerschaft wissen wollte.

Bereits nach einem Tag kam ihre Antwort. Sie war sehr froh über meine positive Rückmeldung. Und entschuldigte sich dafür, dass sie es mir nicht selbst gesagt hatte. Aber sie habe noch so präsent in Erinnerung, wie ich bei der Mitteilung ihrer ersten Schwangerschaft zusammengebrochen war. Sie habe einfach wahnsinnige Angst gehabt, dass das wieder passiert. Und wollte sich und mir das nicht antun. Das konnte ich auch verstehen. Sie freute sich, dass ich versuchen wollte mit der Situation so umzugehen, dass wir weiterhin unseren wieder so gut aufgebauten Kontakt pflegen konnten. Und sie freute sich für Jonathan, dass ich es auch ihm zuliebe versuchen wollte.

Dezember 2006

Nun stand mitten in dieser Schwangerschaftsphase wieder einmal Weihnachten vor der Türe. Unser sechstes Weihnachten ohne Kind. Wir hatten bereits wieder Urlaub gebucht. Allerdings erst nach den Weihnachtsfeiertagen, da wir Heilig Abend mit unserer Familie verbringen konnten. Ich hatte mich sehr auf Weihnachten mit Jonathan gefreut, seine leuchtenden Augen zu sehen. Aber mit dem Wissen, dass Andrea wieder schwanger war, würde es für mich wieder schwerer werden. Fast schon bereute ich es, wäre es doch weit weg sicher einfacher gewesen die Weihnachtstage zu überstehen, als nun mit einer schwangeren Schwester unter dem Weihnachtsbaum zu sitzen. Ohne eine Aussicht, dass wir auch bald ein Kind haben würden. Ich überlegte ernsthaft umzubuchen, aber Ralf war dagegen. Wir hätten uns nun mal so entschieden, eine Umbuchung sei teuer und er würde sich auf das Fest mit der Familie freuen. Ich hatte also keine Chance. Konnte nur hoffen, dass man bei meiner Schwester noch keinen allzu großen Bauch sehen konnte.

Siebtes Kapitel

2007 – Ist bald ein positives Ende in Sicht?

Erste Kontaktaufnahme mit dem „Kinder suchen Eltern-Verein"

Januar 2007

Das neue Jahr hatte gut begonnen. Weihnachten war entgegen meiner Befürchtungen sehr angenehm verlaufen. Die Schwangerschaft meiner Schwester war kaum Thema. Mir zuliebe wurde wahrscheinlich nicht darüber gesprochen. Ich war allen sehr dankbar, dass sie so Rücksicht auf mich genommen hatten. Meine Schwester hatte ihren Bauch mit einer großen Weste gut verdeckt, sicher auch um mir den Anblick zu ersparen. Jonathan hatte viel Spaß beim Auspacken seiner Geschenke und es war schön seine strahlenden Augen zu beobachten.

Auch unser Urlaub auf Bali war spannend, interessant und erholsam gewesen. Wir hatten eine Rundreise mit einer Woche Erholung in einem schönen Hotel kombiniert. Während der Reise hatten wir viel Zeit gehabt, um uns gemeinsam zu überlegen, wie wir mit der Erfüllung unseres Kinderwunschs weitermachen wollten. Die Adoption lief, beim Jugendamt waren wir anerkannt. Allerdings war uns auch klar, dass wir die nächsten Jahre keine Chance auf ein Kind aus dem Inland hatten, da noch so viele Bewerber vor uns auf der Liste waren. Wir entschieden uns daher, den Weg der Auslandsadoption nun doch so schnell wie möglich anzustoßen. Und da wir nach wie vor eine Affinität zu Thailand hatten, wollten wir uns für dieses Land bewerben. Immerhin hatte man dabei ein wirkliches Ziel vor Augen. Denn bei Auslandsadoptionen gibt es relativ genaue Angaben der Wartezeiten. Auch wenn es dabei noch einige Zeit dauern würde, irgendwann würde der Anruf kommen, dass ein kleines Kind in Thailand darauf wartet, dass wir es abholen. Für mich war dieser Weg wunderbar. Für Ralf war es auch ein absolut denkbarer Weg, er stand wie ich voll dahinter, hatte jedoch immer wieder Bedenken, da natürlich eine Auslandsadoption auch Schwierigkeiten mit sich bringen würde. Aber auch hier mussten wir uns zunächst einmal um einen möglichen Verein kümmern, der Kinder aus Thailand vermittelt und mit diesem Kontakt aufnehmen. Dann würde wahrscheinlich ein weiteres Anerkennungsverfahren folgen. Es gab also wieder viel zu tun. Das war unser Projekt für das neue Jahr.

Die nächste Zeit verbrachte ich damit, Informationen über Auslandsadoptionen zu sammeln. Ich las erneut viel im Internet. Ich ließ mich für weitere Foren freischalten, in denen Eltern von im Ausland adoptierten Kindern schrieben, um einen Eindruck zu gewinnen, was da auf uns zukam. Ich nahm mit verschiedenen Vereinen Kontakt auf, um auszuloten, welche Stelle für uns die beste wäre.

Februar 2007

Bald war klar, dass für die Adoption eines thailändischen Kindes nur zwei Vereine in Frage kamen, die professionell Kinder aus dem Ausland vermittelten. Einer davon war der „Kinder suchen Eltern-Verein" mit Sitz in Mannheim. Das war auch örtlich gesehen für uns ganz geschickt, da wir nur zwei Stunden mit dem Auto benötigten. Und wie ich gelesen hatte, waren mehrere Gespräche vor Ort notwendig, bis wir auch dort anerkannt waren. Auch die Informationen, die ich über den Verein sammeln konnte, hörten sich positiv an. Nun gab es kein Warten mehr für uns, wir wollten so schnell wie möglich Kontakt mit dem Verein aufnehmen.

Das erste Telefonat war interessant und angenehm. Eine zuständige Dame des Vereins erläuterte mir den

Ablauf des Verfahrens und erwähnte, dass bereits im April ein Seminar für interessierte Paare stattfinden würde. Die Teilnahme an diesem eintägigen Seminar war die Grundlage für den weiteren Weg. Spontan sagte ich für das Seminar zu. Der Grundstein war damit gelegt. Nur noch Warten war mal wieder angesagt.

April 2007

Gespannt reisten wir an einem Freitag zum Ganztagesseminar des „Kinder suchen Eltern-Vereins" nach Mannheim. Ich war schon ganz aufgeregt was uns dort erwarten würde. Als erstes überraschte mich die große Anzahl interessierter Adoptionswilliger, die ebenfalls vor Ort waren. Ich überflog die Tische und kam auf ungefähr 40 Paare. Im ersten Moment empfand ich sie alle als unsere Konkurrenten um ein zu adoptierendes Kind. Wie lange würde es wohl dauern, bis all diese Paare ein Kind hätten, inklusive uns?

Die Leiterin des Vereins begrüßte uns und zeigte auf, was sie an diesem Tag mit uns vorhaben würde. Zunächst wollte sie den Verein und dessen Aktivitäten vorstellen. Im Anschluss daran würde sie auf einige Länder eingehen, aus denen Kinder vermittelt werden. Dabei sollte der Schwerpunkt auf die Erläuterung des kompletten Verfahrens gelegt werden. Wir lauschten den Ausführungen der Leiterin, speziell als es dann um „unser" Land, nämlich Thailand ging, hingen wir gebannt an ihren Lippen. Es hörte sich alles sehr interessant und vor allem äußerst kompetent an. Man hörte ja als Laie oft von Auslandsadoptionen, die illegal durchgeführt wurden. Hier hatte wirklich alles Hand und Fuß, die Bewerber wurden sowohl in Deutschland, als auch vor Ort im zu adoptierenden Land von jeweilig ausgebildeten Personen betreut. Sogar Seminare für wartende Paare als auch für

Eltern mit Adoptivkindern gab es in regelmäßigen Abständen. Wir hatten einen sehr guten Eindruck und fühlten uns gut aufgehoben.

Nach einer geballten Ladung an Informationen durften wir erst einmal Durchatmen und ein Mittagessen einnehmen, das für uns vorbereitet war. Hier kam man nun auch in Kontakt zu anderen Paaren. Es war netter Small-Talk und belief sich vor allem darauf zu erfragen, aus welchem Land andere Paare adoptieren wollten und ob sie bereits Kinderwunschbehandlungen hinter sich hatten. Dann ging es in die zweite Runde. Nun waren wir gefragt. Jedes Paar hatte jetzt die Möglichkeit sich vorzustellen. Hier wurde nochmals deutlich, welche Länder speziell gefragt waren. Der Großteil der Paare wollte entweder aus Russland oder Thailand adoptieren. So wurde die Konkurrenz an Thailand-Mitstreitern glücklicherweise etwas geringer. Der nächste Teil des Seminars war hochinteressant. Der Verein hatte einen Erwachsenen eingeladen, der als kleines Kind aus dem asiatischen Ausland adoptiert wurde. Er berichtete aus seiner Kindheit, den ersten Jahren in Deutschland und wie er heute als Erwachsener mit der Adoption lebt. Ich fand das alles sehr interessant, speziell auch diese Seite einmal zu hören. Man stellt doch vorranging immer den Wunsch nach einem Kind. Beschäftigt sich aber weniger damit, wie es dem Kind wohl gehen mag, wenn es sein Leben lang als anders aussehender Mensch in der Kultur Deutschland leben wird. Darüber hatte ich mir im Vorfeld noch keine umfangreichen Gedanken gemacht.

Im nächsten Teil kam die Leiterin auf die Kosten für ein komplettes Auslandsadoptionsverfahren zu sprechen. Klar, umsonst würde die ganze Sache hier nicht sein. Aber sie legte die Kosten sehr transparent dar. Man wüsste zu jedem Zeitpunkt was im nächsten Schritt an Gebühren auf einen zukommen würde. Den ersten Teil, nämlich die Kosten für das Informationsseminar, hatten wir bereits bezahlt. Die nächste Rechnung würde nach der erfolgreichen Anerkennung fällig werden. Weitere zu bezahlenden Schritte wären die Einreichung der Unterlagen im Ausland. Zusätzliche Kosten würden natürlich entstehen für die Erstellung unserer Bewerberakte sowie den unzähligen Bestätigungen, die im Anschluss noch beglaubigt und teilweise überbeglaubigt werden mussten. Ganz zum Schluss musste die komplette Akte professionell übersetzt werden. Dann würde die Wartezeit von mindestens zwei Jahren beginnen. Erst wenn der Kindervorschlag bei uns eintreffen und wir diesen annehmen würden, wäre die nächste Rate fällig. Zudem kommen die Kosten für Flug und Hotel im Ausland. Insgesamt würde uns eine Auslandsadoption rund Euro 12.000,- kosten. Ganz schön heftig, wie wir fanden! Aber das war es uns wert! Wir hatten schon so viel Geld für die Kinderwunschbehandlungen ausgegeben. Dieses Geld war futsch, komplett aus dem Fenster geworfen. Bei der Summe, die an den Verein ging, würden wir am Ende immerhin ein Kind in den Armen halten können.

Nach einem langen Tag, vielen Informationen, Fragen und Antworten war das Seminar zu Ende. Wir waren beeindruckt von diesem Verein. Er schien kompetente Ansprechpartner zu haben, das Verfahren wurde transparent erklärt und unser Gefühl war durchweg positiv. Hier wollten wir unsere Bewerbung für ein thailändisches Kind abgeben und das Verfahren durchlaufen. Die erforderlichen Unterlagen die es nun auszufüllen galt, hatten wir bereits mitgenommen. Nun hieß es zunächst erneut einen sehr umfangreichen Fragebogen auszufüllen.

Zuhause machte ich mich die Woche darauf gleich ans Werk. Ich nahm mir den Antrag für das Jugendamt zur Hand und übertrug die darin geschriebenen Details in die passenden Felder für den Antrag beim „Kinder suchen Eltern-Verein". Da der Verein jedoch noch vieles mehr über uns, unsere Motivation und Ziele wissen wollte, war wieder Kreativität gefragt, um die vielen Lücken im Fragebogen zu füllen. Nach einem langen Abend, an dem wir beide über dem Antrag gesessen hatten, zudem Fotos sortiert und aufgeklebt hatten, war er fertig. Unser erster Schritt in Sachen thailändisches Adoptivkind war getan. Mit einem passenden Anschreiben versehen ging der Briefumschlag in die Post. Ich hoffte, dass wir so schnell eine Rückmeldung erhalten würden wie beim Jugendamt.

Die Geburt meiner Nichte

Mai 2007

Ich hatte mich nie so richtig informiert, wann es denn genau mit dem zweiten Kind meiner Schwester soweit sein würde. Anfang Mai allerdings wollte ich dann doch wissen, wann genau ich mit dem Anruf oder der Nachricht rechnen müsse, dass das Kind nun wohlbehalten auf dieser Erde angekommen sei. Allerdings fragte ich nicht meine Schwester, sondern meine Eltern. Irgendwie brachte ich es nicht über mich sie direkt darauf anzusprechen. Und sie vermied während der ganzen Schwangerschaft etwas von sich aus zu erzählen. Fragte ich direkt nach, so erzählte sie munter darauf los, aber immer mit dem Gedanken, dass es für mich doch schmerzlich sein musste. Dafür war ich ihr sehr dankbar, dass sie so sensibel mit dem Thema umging. Von meinen Eltern erfuhr ich nun, dass der errechnete Termin Mitte Juni sein würde. Wusste ich das also. Komischerweise war ich dieses Mal recht entspannt und hatte nur wenig Angst vor dem Tag an dem es wieder soweit sein würde. Sicherlich kam es auch daher, dass ich so gern mit meinem Neffen Jonathan zusammen war, den ich inzwischen über alles liebte. Auch er war nach wie vor ganz scharf darauf mit mir zu spielen wenn er mich sah. Mich freute das sehr, dass ich auch mal gefragt war. Wie es kam, dass er so gern mit mir spielte wusste ich eigentlich auch nicht, aber wir hatten uns seit grob einem halben Jahr doch häufiger gesehen. Wenn ich ihn dann sah, konzentrierte ich mich nach wie vor auch ganz auf ihn, spielte mit ihm und widmete meine Aufmerksamkeit ganz ihm. Ich hatte den Eindruck das gefiel ihm und er wusste, wenn ich da bin, dann hat er jemanden zum Spielen. Für ihn war ich die „Tita". Dass er mich „Tita" nannte freute mich ungemein. Es war mein Spitzname seit meiner frühen Kindheit. Sowohl bei meinen Eltern als auch bei meiner Schwester hieß ich so, sie sprachen mich immer mit diesem Namen an. Und meine Schwester hatte mich wohl bei ihm auch so eingeführt. Also war ich eben die „Tita" bei ihm. Und fühlte mich ihm dabei besonders nah und vertraut, wenn er mich so nannte.

Was unser besonders gutes Verhältnis sicher noch verstärkte war die Tatsache, dass ich seit kurzem im Büro Kurzarbeit hatte. Das Unternehmen steckte in der Krise, die Stimmung im Unternehmen war ziemlich getrübt. Ich für meinen Teil konnte damit sehr gut umgehen. Hatte ich doch dadurch die Möglichkeit, zwei Tage die Woche frei zu haben. Ich nutzte die Gelegenheit so oft wie möglich dafür, mehr Zeit mit Jonathan zu verbringen. Und da er einmal die Woche bei meinen Eltern war und diese bei mir um die Ecke wohnten, versuchte ich an diesem Tag ebenso dort zu sein und wir hatten viel Spaß miteinander. Er wuchs mir mit der Zeit immer mehr ans Herz der Kleine. Ich merkte an mir selbst, wie sehr ich ihn liebte und wollte ihn so oft wie möglich sehen. Auch meine

Schwester freute dies natürlich sehr und so kündigte ich an, dass ich mich sehr gerne öfter um ihn kümmern wolle, vor allem wenn dann das zweite Kind da wäre.

Über Jonathan erfuhr ich in dieser Zeit auch, dass es ein Schwesterchen geben würde. Er erwähnte nun immer öfter, dass das Schwesterchen bald kommen würde, da die Mama ja einen so dicken Bauch habe. Ich war gespannt, wie er auf den Nachwuchs reagieren würde. Und wie ich reagieren würde! Aber noch war ich ja ganz gut drauf und hatte nur wenig Angst vor der neuen Situation.

Juni 2007

Mitte des Monats waren wir sonntags bei meinen Eltern zum Mittagessen. Jonathan war an diesem Tag auch da, da meine Schwester inzwischen überfällig war und jeden zweiten Tag ins Krankenhaus zur Untersuchung musste. Er erzählte mir, dass nun das Schwesterchen bald kommen würde und die Mama vielleicht gleich im Krankenhaus bleiben müsste. Aber kurz vor dem Mittagessen kamen sie und mein Schwager doch wieder zurück, es war noch alles in bester Ordnung und man hatte sie wieder nach Hause geschickt. Wir verbrachten somit ein schönes Mittagessen in großer Runde bei meinen Eltern.

Am nächsten Tag als ich aus dem Büro kam, klingelte abends das Telefon. Meine Schwester war dran. Bevor sie etwas sagen konnte fragte ich „und, ist sie da?". „Ja, heute Morgen kam sie auf die Welt, es geht uns beiden gut". „Ach wie schön, ich gratuliere Dir ganz herzlich, zum Glück ist alles ok", sagte ich. „und wie heißt sie denn?", wollte ich natürlich wissen. „Nele, wie findest Du den Namen?" fragte sie mich. Ich fand den Namen bezaubernd, wir unterhielten und noch einige Zeit über die Geburt, ich wollte im Vergleich zu ihrer ersten Geburt alles wissen und freute mich ehrlich. Natürlich war ich auch ein wenig neidisch, aber es hielt sich dieses Mal sehr in Grenzen. Was mir ja das letzte Mal so große Sorge bereitet hatte war, sie und den Kleinen zu besuchen. Ich hatte damals zuvor bitterlich geweint und war sehr erleichtert gewesen, als der Besuch vorbei war. Auch das war nun anders. Ich fragte sie, ob ich sie und Nele im Krankenhaus besuchen dürfte. Ich hatte den Eindruck, dass sich Andrea sehr freute, dass ich es von mir aus ansprach und wir vereinbarten gleich einen Termin für einen Besuch bei den beiden. Nachdem wir fast eine halbe Stunde telefoniert hatten, beendeten wir das Gespräch. Ich war froh, dass sie immerhin den Mut gehabt hatte, mich direkt anzurufen und mir selbst von der Geburt zu erzählen, nachdem sie sich ja vor neun Monaten nicht getraut hatte mir von der Schwangerschaft zu berichten. Als am Abend Ralf nach Hause kam fragte ich ihn, ob er schon wusste, dass unsere Nicht nun da wäre. Er verneinte und ich erzählte ihm, was ich wusste. Ich glaube er war sehr erstaunt über mein Verhalten. Insgeheim hatte er wahrscheinlich einen riesen Respekt vor dem Tag gehabt, nachdem ich damals bei der Geburt von Jonathan einen solchen Zusammenbruch gehabt hatte. Auch als ich nach ein paar Tagen noch keine Träne vergossen hatte, nicht einmal beim Besuch der beiden im Krankenhaus, war ich von mir selbst überrascht und auch ein wenig stolz, es so gut gemeistert zu haben. Ich hatte mich wohl doch sehr verändert in den letzten Jahren, die wir mit dem Thema Kinderwunsch schon hinter uns hatten. Ich war härter im Nehmen geworden.

Sicher spielte auch mit hinein, dass wir durch das Thema Adoption eine ganz andere Sichtweise und vor allem eine reelle Aussicht bekommen hatten, selbst irgendwann einmal ein Kind zu haben. Zwar konnte alles noch etwas dauern, aber wir würden nicht irgendwann komplett ohne Kind dastehen.

Ich konnte mir in dieser Zeit auch immer besser vorstellen eine Adoptivmama eines thailändischen Kindes zu sein, das wir auf seinem Weg im Leben begleiten dürften. Für mich war das nun mein Weg, mein Schicksal, ich nahm es so an, dass es eben für mich so bestimmt war und freute mich schon jetzt darauf. Ralf wiederum priorisierte ein Kind aus dem Inland. Nicht weil er sich ein thailändisches Kind nicht vorstellen konnte, nein, auch hier stand er dahinter. Aber er wollte einfach am liebsten ein Baby bekommen und nicht ein Kind aus einem anderen Land, das bei der Abholung bereits zwei Jahre oder älter war. Er war sich sicher, dass unser Weg mit einem Kind aus dem Inland einfach leichter werden würde.

Fest stand, entweder das Jugendamt würde uns ein Kind aus dem Inland vermitteln oder wir würden ein Kind aus Thailand bekommen. Welcher Weg es letztendlich werden würde, das konnte noch keiner ahnen. Wir bauten nun einfach auf beide Möglichkeiten. Zumindest waren wir nun nicht mehr in einer Sackgasse angekommen.

Anstrengende Anerkennungsgespräche beim „Kinder suchen Eltern-Verein"

In der Zwischenzeit hatten wir nun auch eine Rückmeldung auf unsere Bewerbung beim „Kinder suchen Eltern-Verein" erhalten. Uns wurde eine zuständige Mitarbeiterin zugeteilt, die unser Verfahren leiten würde. Die erste Kontaktaufnahme war sehr positiv, über das Telefon hatte ich einen sympathischen Eindruck von der Dame erhalten. Sie erläuterte uns nochmals die weitere Vorgehensweise. Wir würden zu drei Terminen nach Mannheim kommen müssen. Dauer der Gespräche jeweils ungefähr drei Stunden. Darunter sei auch ein psychologischer Test, den wir beide unabhängig voneinander durchlaufen müssten. Puh, das war ja ganz schön heftig! Mir schwante schon, dass dafür erneut einige meiner Urlaubstage draufgehen würden. Trotz allem wollten wir auch daran so schnell wie möglich einen Knopf machen.

Bald schon war der erste Termin beim „Kinder suchen Eltern-Verein" war geplant. Für das Gespräch hatte ich im Büro Urlaub eingereicht. Ich wollte auf Nummer Sicher gehen und ohne schlechtes Gewissen nach Mannheim fahren. Ralf hatte sich ebenfalls freigenommen und so fuhren wir gut gelaunt und gespannt was kommen würde nach Mannheim. Sicher würde zunächst wieder einmal unser bisheriger Werdegang durchgekaut werden. Darin hatten wir ja nun schon Übung, sodass ich keine Angst vor dem Gespräch hatte. Wir wollten einfach ehrlich sein und alle Fragen offen beantworten.

Frau W., unsere zuständige Sachbearbeiterin für die Gespräche, hieß uns herzlich willkommen und bat uns in ihr Zimmer. Sie machte, wie bereits am Telefon, einen sympathischen und kompetenten Eindruck. Das Verfahren sowie die anstehenden Gespräche wurden nochmals erläutert, dann nahm sie sich unseren ausgefüllten Fragebogen vor und fing an diesen mit uns zu durchleuchten. Wir sollten zunächst etwas über uns erzählen. Was wir bislang im Leben erreicht hatten, was positive und negative Stationen gewesen waren und wie uns der Weg zur Adoption eines fremdländischen Kindes geführt hätte. Wir begannen über unsere Motivation für ein ausländisches Kind zu erzählen und legten unsere Einstellung dazu dar. Des Weiteren befassten wir uns mit der Problematik, die ein fremdländisch aussehendes Kind mit sich bringen würde. Zahlreiche Schwierigkeiten, die mit einem Kind aus einem anderen Kulturkreis einhergehen könnten listete sie uns auf. Sie erwähnte unter anderem, dass mit Problemen und Hindernissen bei der Eingewöhnung zu rechnen sei, da das Kind aus seinem Herkunftsland regelrecht entwurzelt werden würde. Auch die andersartige Hautfarbe spiele eine große Rolle, zumal sie für alle Außenstehenden sichtbar sein würde. Um das Kind in unserer Kultur als selbstsicheres Kind zu integrieren bedarf es von Seiten der Adoptiveltern ein außerordentliches Maß an Toleranz und Achtung für das Land und die Kultur, aus dem das Kind entrissen wird. Adoptiveltern müssten ebenso in der Lage sein, dem Kind zu einer positiven Identifikation zu verhelfen, die es stärkt, sich auf ein Leben in der neuen Heimat einzulassen. Frau W. wollte mit diesen Äußerungen, die sich nicht nur positiv anhörten, sicherlich aus uns heraus kitzeln, wie es um unsere Sensibilität im Hinblick auf die genannten Problemfelder beim Kind stand und wie stark wir wären, damit selbstsicher umzugehen. In diesem Zusammenhang schien es ihr auch wichtig zu erfahren, wie wir mit dem Thema Adoption sowohl mit dem Kind als auch mit der Umwelt umgehen würden. Wobei bei einem Kind aus einem fremdländischen Land zwangsläufig ein offener Umgang notwendig sein würde, da es eben für alle Seiten sichtbar sein würde.

In einem weiteren Schritt kamen wir auch auf das Land zu sprechen, aus dem wir adoptieren wollten. Da der Verein Kinder aus unterschiedlichen Ländern vermittelt, ging es zunächst auch einmal darum, die verschiedenen zur Auswahl stehenden Länder zu diskutieren. Für uns war die Sache aber bereits klar, dass wir ein Kind aus Thailand haben wollten. Wir konnten dies auch aufschlussreich begründen, damit war dieser Punkt schnell abgeschlossen. Es wurde uns eine Wartezeit von ungefähr zwei bis drei Jahren genannt. Das war natürlich eine lange Zeit. Aber

Frau W. betonte, dass es in jedem Fall zu einer Vermittlung kommen würde, wenn man das Verfahren erfolgreich abschließt. Das war für mich die wichtigste Aussage des Tages. Wir würden auf jeden Fall irgendwann ein Kind bekommen. Interessant und für uns neu war, dass der Verein mit drei staatlich anerkannten Stellen in Thailand zusammenarbeitet. Für uns würde ein Kinderheim an der Ostküste Thailands am besten in Frage kommen. Dieses Kinderheim sei sehr gut geführt. Die Kinder dort würden sehr gut betreut werden, es gäbe ausreichend Personal für die Waisenkinder, sodass die Kinder zumeist bei guter Gesundheit seien. Bei vielen Kindern sei auch die leibliche Mutter bekannt, sodass man zumeist eine gute Prognose geben könnte, wie sich das Kind oder der Gesundheitszustand entwickeln würde. In anderen Kinderheimen in Thailand wäre dies nicht immer gewährleistet. Für dieses Kinderheim dürfen die Bewerber allerdings eine gewisse Altersgrenze nicht überschreiten und dürfen auch noch kein leibliches Kind in der Familie haben. Unser Glück war, dass wir diese beiden Kriterien erfüllten.

Ein weiterer Punkt den Frau W. ansprach war das Alter des Kindes. Es sei üblich, dass die Kinder nicht direkt nach der Geburt zur Auslandsadoption freigegeben würden. Somit seien die meisten Kinder bei der Abholung im Land ungefähr zwei bis drei Jahre alt. Das war natürlich schon ein harter Brocken im Gegensatz dazu, dass man im Inland die Chance auf ein neugeborenes Kind hatte. Aber im Gegenzug würden wir hier auf jeden Fall am Ende des Wartens ein Kind in den Armen halten. Frau W. wies uns auch in diesem Zusammenhang auf die Problematiken hin, die die Aufnahme eines älteren Kindes mit sich bringen würden. Hierzu gehörte unter anderem das Thema der wechselnden Bezugspersonen, die ein Kind im Kinderheim bereits miterlebt hat. Es konnte sich somit noch nie sicher an eine Person binden. Eine sichere Bindung zu den neuen Eltern zu erzielen würde viel Einfühlungsvermögen, Geduld und auch Rückschläge benötigen, die oftmals eine große Belastung innerhalb der Familie bedeuten könnte. Auch therapeutische Behandlungen mit dem aktiven Mitarbeiten beider Eltern seien teilweise von Nöten, um dem Kind einen sicheren Hafen und langfristige Geborgenheit zu geben. Sie wies nochmals darauf hin, dass für die spezifischen Bedürfnisse eines Adoptivkindes Bewerber gesucht werden, die in ihren Augen diesen Anforderungen gerecht werden können.

Ich saugte alle Information auf wie ein Schwamm, auch Ralf war ganz angetan von den Hinweisen, die uns gegeben wurden. Nach zwei Stunden waren wir reicher an vielen neuen Informationen und hatten uns in unseren Antworten wohl ganz gut geschlagen. Der nächste Termin sollte bereits in vier Wochen stattfinden. Auf dem Weg nach Hause hatten wir ein sehr gutes Gespräch und ließen den Termin nochmals Revue passieren. Wir waren uns einig, dass wir diesen Weg weiter gehen wollten!

Juli 2007

Einen Monat später rollten wir erneut mit dem Auto gen Mannheim. Heute standen die psychologischen Gespräche an. Ich hatte davor nun doch etwas Bammel. Hoffte, dass Frau W. nicht auf etwas stieß, was sie für die Anerkennung untauglich befand. Ralf wiederum ließ es kalt, er hatte eher keine Lust auf dieses psychologische Gelaber, wie er es nannte. Aber was sein musste, musste sein. Wir wurden mit dem Hinweis empfangen, dass die Gespräche getrennt voneinander stattfinden würden. Darauf waren wir schon vorbereitet gewesen. Alleine in der Höhle des Löwen! Ralf wurde somit erst einmal vor die Türe geschickt mit dem Hinweis, dass in Laufnähe ein kleines Café sei, in dem er die Wartezeit verbringen könnte.

Das psychologische Gespräch ging ziemlich ans Eingemachte. Meine Kindheit wurde durchleuchtet, mein Verhältnis zu meinen Eltern sowie zu meiner Schwester wurde analysiert, positive und negative Erlebnisse in der Kindheit aufgedeckt. Wir besprachen sozusagen meine gesamten Erfahrungen im Laufe des Lebens innerhalb meiner Herkunftsfamilie. Ich stieß immer mal wieder an Punkte, die etwas weh taten. Aber auch an Situationen, die für mich absolut stimmig waren. Es hatte fast eine für mich heilende Wirkung, über gewisse Punkte nachzudenken und darüber zu sprechen. Ich sah vieles später in einem anderen Licht. Dann kamen wir an einen kritischen Punkt. Nämlich die erste Schwangerschaft meiner Schwester, die mich damals psychisch so mitgenommen hatte. Offene Wunden wurden nochmals aufgerissen, ich musste kurz ein paar Tränen verdrücken, aber Frau W. ließ sich davon nicht beeindrucken, sondern stärkte mich, darüber zu sprechen. Ich fühlte mich sehr gut aufgehoben bei ihr und vertraute ihr auch einige Sorgen an, die vielleicht nicht ganz so zuträglich waren für eine positive Eignung im Rahmen des Adoptionsverfahrens. Sie machte mir jedoch Mut darüber zu sprechen, was sich im Nachhinein auch nicht als nachteilig auswirkte. Sie erwähnte, dass durch eigene Erfahrungen in der Familie die Einstellung zur Erziehung stark beeinflusst sei und sie sich darüber einen groben Eindruck verschaffen konnte, wie ich später einmal meine Kinder erziehen würde.

Als meine Familienkonstellation abgeschlossen war, ging es an die Paarbeziehung. Sie wollte herausfinden, ob wir stark genug seien für ein Leben mit einem Kind aus einem anderen Kulturkreis. Sie bezweckte herauszufinden, wie es um unsere Stabilität und den Umgang mit Konflikten stand und wie wir unsere ungewollte Kinderlosigkeit verarbeitet hatten. Diesen Punkt konnte ich selbstsicher und mit einem guten Gefühl darlegen, sodass wir nach knapp zwei Stunden fertig waren. Ralf wartete bereits vor der Türe und ich war nun doch erleichtert, dass ich fertig war. Es war anstrengend gewesen. Viel wurde besprochen, durchleuchtet und analysiert. Aber auch für mich war das Gespräch positiv gelaufen, es war fast wie eine Art Therapiesitzung gewesen, aus der ich für mich selbst einige Schlüsse ziehen konnte.

Nun war aber Ralf an der Reihe und ich konnte mich im Café so richtig entspannen und aufatmen. Ich telefonierte gut gelaunt mit meiner Schwester und erkundigte mich wie alles mit meiner neugeborenen Nichte klappte. Andrea hörte ganz interessiert zu, was ich über mein soeben beendetes Gespräch erzählte. Ich war so froh, dass sich zwischen uns die Lage wieder beruhigt hatte und wir wieder zueinander gefunden hatten. Ich war ihr auch sehr dankbar dafür, dass sie mir nichts vorwarf, ich konnte mir im Nachhinein schon vorstellen, dass sie sicherlich auch etwas gekränkt gewesen war, weil ich mich nicht so mit ihr über die Geburt von Jonathan gefreut hatte, wie es sich eigentlich gehört hätte. Aber es waren keine unschönen Worte vorgefallen und ich dankte ihr dafür im Innersten.

Nach der vorgesehenen Zeit holte ich Ralf bei Frau W. ab. Auch er war gut gelaunt und so fuhren wir erneut mit einem positiven Gefühl nach Hause. Ich war froh, dass der psychologische Termin nun vorüber war. Davor hatte ich im Vorfeld doch etwas Bammel gehabt. Aufgrund der Sommerpause war unser dritter und letzter Termin leider erst in acht Wochen angesetzt. Darin sollte es dann um das Land gehen, aus welchem wir adoptieren wollten.

Die nächsten Wochen verbrachten wir frohen Mutes. Ich war inzwischen recht euphorisch was das Thema Adoption anging. Mit einem Kindervorschlag aus dem Inland rechnete ich zu dieser Zeit schon gar nicht mehr. Ich war fest davon überzeugt, dass wir eines Tages ein Kind aus Thailand bei uns aufnehmen würden. Mit diesem Glauben konnte ich auch die noch lange vor uns liegende Wartezeit positiv sehen. Wir würden noch mehrere Male zu zweit schöne Urlaube genießen, wir hatten unseren großen Freundeskreis und wir hatten beide eine Arbeit, die uns, zumindest meistens, Spaß machte. Und wir hatten eine Familie, die hinter uns stand und uns stützte. Ich sah das Leben wieder sehr viel angenehmer und positiver als noch vor einem Jahr. Ich hatte mit dem Thema leibliches Kind endgültig abgeschlossen und glücklicherweise tat es noch nicht einmal mehr weh. Und das war gut so!

September 2007

Auf ging es in die letzte Runde beim „Kinder suchen Eltern-Verein". Heute ging es um Thailand, das Land aus dem unser Kind kommen sollte. Frau W. erzählte uns nochmals ausführlich, welche Möglichkeiten es gab zu einem Kindervorschlag zu kommen. Sie legte uns nochmals nahe, unsere Unterlagen in dem bereits genannten Kinderheim an der Ostküste Thailands einzureichen. Die Altersvoraussetzungen dafür würden wir erfüllen, sie hätten sehr gute Erfahrungen mit diesem Kinderheim und den vermittelten Kindern gemacht. Auch die Wartezeit für ein Kind aus diesem Kinderheim läge kürzer als über andere Adoptionsstellen im Land. Der einzige Haken an der ganzen Geschichte war, dass das Kontingent für ein Kind aus diesem Kinderheim für das nächste Jahr bereits voll war. Das war natürlich ein großer Schock für uns. Es würde bedeuten, dass wir erst im übernächsten Jahr unsere Unterlagen in Thailand einreichen könnten. Ein gutes Jahr Leerlauf würde vor uns liegen. Und dann noch die Wartezeit auf den Kindervorschlag obendrauf! Puh, damit hatte ich nun nicht gerechnet. Mir sackte regelrecht das Herz in die Hose. Aber was blieb uns anderes übrig. Würden wir über ein anderes Kinderheim adoptieren, hätten wir womöglich eine längere Wartezeit, somit kam es aufs Gleiche heraus zu warten. Und wenn nun dieses Kinderheim einen so guten Ruf hatte, dann sollten wir uns schon auch dort bewerben. Es blieb uns wohl oder übel nichts anderes übrig, als die Situation so anzunehmen wie sie war.

Frau W. erläuterte uns dann, was wir für den Versand der Unterlagen alles benötigen würden. Es war eine lange Liste. Ein Bewerberantrag in englischer Sprache war auszufüllen, es mussten Reisepasskopien, Gesundheitszeugnisse, Heiratsurkunden und Führungszeugnisse erstellt werden. Zudem wurden Einkommensnachweise, Vermögensnachweise und der Nachweis über Berufstätigkeit gefordert. Auch ein Empfehlungsschreiben in englischer Sprache von Verwandten oder Freunden waren notwendig. Ich überlegte wer uns das am besten ausstellen könnte. Klar war, dass wir meine Schwester nehmen würden. Frau W. erwähnte dazu, dass die Behörden in Thailand sehr begeistert seinen, wenn Empfehlungsschreiben von Akademikern, am besten promoviert, verfasst würden. Wenn das so war, dann wusste ich bereits wen wir noch nehmen würden. Wir hatten ein befreundetes Ehepaar, die beide einen Doktortitel hatten. Zudem mussten wir wieder Fotos auswählen und zusammenstellen, die uns und am besten die erweiterte Familie zeigten. Das würde kein Problem werden, hier konnten wir auf dieselben Fotos wie beim Jugendamt zurückgreifen. Die meisten der Dokumente mussten von einem Notar auf Richtigkeit beglaubigt werden. Zudem kam, dass dieselben

Dokumente nochmals überbeglaubigt werden mussten. Das wurde nun schon schwieriger. Manche Papiere mussten durch das Regierungspräsidium überbeglaubigt werden, andere wiederum durch das Gesundheitsamt oder das Landgericht am Wohnort. Mir schwante schon, dass die Zusammenstellung der Unterlagen und die Rennerei zu den verschiedenen Ämtern einiges an Zeit und Aufwand mit sich bringen würde. Aber wir hatten ja die Zeit der Welt. Daran sollte es nicht hapern.

Nach all diesen Informationen beendete Frau W. diesen Termin mit dem Satz „Sie sind hiermit nun anerkannt und können die Akte für Thailand vorbereiten". Juhu, auch das hatten wir erfolgreich hinter uns gebracht! Auch wenn es nun den Wehrmutstropfen gab, dass wir ein gutes Jahr warten mussten, um unsere Unterlagen nach Thailand zu senden. Wir verständigten uns darauf, dass wir uns im Frühjahr nächsten Jahres einmal zusammentelefonieren und dann mit dem Sammeln der Unterlagen beginnen würden. Ganz beflügelt fuhren wir auch dieses Mal nach Hause. Ich war inzwischen wieder positiv gestimmt. Die Zeit bis zum Unterlagenversand würde bestimmt schnell vorbei gehen.

Ralf fand die ganze Geschichte ebenfalls sehr positiv. Denn er hatte noch immer nicht die Hoffnung aufgegeben, dass wir in der Zwischenzeit vielleicht doch ein Kind vom Jugendamt vermittelt bekommen würden. Immerhin lag nun noch einiges an Zeit vor uns. Denn hat man seine Unterlagen erst einmal ins Ausland gesandt, dann wird man auf der Liste für ein Kind aus dem Inland gestrichen. So ist die Absprache zwischen den örtlichen Jugendämtern und den Vereinen und Stellen für Auslandsadoption. Es würde also spannend werden, das nächste Jahr was das Jahr der Entscheidungen für uns, die wir nicht beeinflussen konnten.

Besuch auf dem Jugendamt

Das Jahr neigte sich nun dem Ende zu und immer wieder war es Thema bei uns, wie es wohl weitergehen würde. Ralf dachte ständig laut nach, auf welchem Platz der Warteliste wir wohl beim Jugendamt inzwischen stehen würden. Nachdem wir schon länger keinen Kontakt mehr mit unserer Sachbearbeiterin Frau M. gehabt hatten und es auch in letzter Zeit kein Seminar für wartende Adoptiveltern gab, ermunterte ich Ralf doch einfach einmal bei ihr anzurufen. Er wollte das Telefonat einerseits dazu nutzen, um von unserer erfolgreichen Anerkennung beim „Kinder suchen Eltern-Verein" zu berichten. Andererseits wollte er irgendwie herausbekommen, ob es Aussichten für ein Kind aus dem Inland für uns gab. Ich war ganz überrascht, als er abends nach Hause kam und einen Termin bei Frau M. in der Tasche hatte. Sie hätten sich wohl sehr nett am Telefon unterhalten und wir könnten doch auch gern persönlich vorbei schauen um zu erzählen, wie die Anerkennung fürs Ausland gelaufen war. Ich hatte nichts dagegen, im Gegenteil, sich immer wieder ins Gedächtnis zu rufen konnte sicher auch nicht verkehrt sein, auch wenn es wohl streng nach Warteliste ging.

Kurz darauf saßen wir in den Räumen des Jugendamts bei Frau M. Wir standen auf Platz vier der Warteliste! Das war eine Überraschung!

Ich hatte eher mit Platz acht oder neun gerechnet. Es seien wohl einige Paare abgesprungen, erklärte Frau M. Viele hätten den Weg einer Auslandsadoption gewählt, manche hätten ein Pflegekind aufgenommen, da in den letzten Jahren einfach zu wenige Kinder zur Adoption freigegeben wurden. Frau M. gab allerdings zu bedenken, dass sich die Situation nach wie vor kaum verändert hatte. Im letzten Jahr wäre lediglich ein Kind vermittelt worden.

Aber die Situation könne sich natürlich zu jeder Zeit ändern. Es sei wie ein Lotteriespiel sagte sie mit einem verschmitzten Lächeln. Zumal sich bei uns im nächsten Jahr dann endgültig entscheiden würde, wohin die Reise geht. Im wahrsten Sinnen des Wortes. Sie nahm zur Kenntnis, dass wir mit Beginn des übernächsten Jahres unsere Unterlagen nach Thailand senden würden, solange aber natürlich noch auf ihrer Liste bleiben würden.

„Was wäre Ihnen denn lieber? Ein Kind aus dem Inland oder ein thailändisches Kind?" fragte sie uns dann unvermittelt mit einem Lächeln. Das war eine Frage! So hatte ich noch gar nicht darüber nachgedacht. Wenn ich nun selbst entscheiden könnte, was dann? Ich war erst einmal etwas perplex. Ralf rettete die Situation dann mit einer perfekten Antwort. Klar war, dass ein Kind aus dem Inland sicherlich auf lange Sicht weniger Probleme mit sich bringen würde. Zumal im Inland hauptsächlich Neugeborene vermittelt werden, unser Kind aus Thailand würde bei der Abholung bereits zwei oder drei Jahre alt sein. Ich hatte im Nachhinein den Eindruck, dass sie uns sehr gern im Inland behalten wollte. Auch im Hinblick auf eine spätere Zusammenarbeit, wenn wir erst ein Kind adoptiert hatten. Vielleicht würde sie uns sogar vorziehen, wenn sie das nächste Kind in der Vermittlung hatte? Wie nah und greifbar ein eigenes Kind nun auf einmal war! Vielleicht sollte unser Kind im nächsten Jahr doch schon über eine Inlandsadoption zu uns kommen? Wir sprachen darüber was wir alles vorbereiten und im Blick haben sollten. Es kam mir aber alles noch sehr unrealistisch vor.

Achtes Kapitel

2008 – Der Weg ist zu Ende, unser Kind ist da!

DER Anruf

Montag, 14. April 2008

Am frühen Nachmittag, ich saß gerade im Büro, es war ein sonniger Tag, erhielten wir DEN ANRUF! Ich war gerade am geschäftlichen Telefon, als ich einen Anruf auf meinem Handy vernahm, das gerade auf lautlos gestellt war. Als mein Telefonat beendet war bemerkte ich anhand der Nummer, dass es ein Anruf von Frau M. vom Jugendamt war. Ich war total aufgeregt. Was wollte Frau M. denn von uns? Sie hatte doch wohl kein Kind für uns? Es waren doch erst knapp vier Monate vergangen, seitdem wir bei ihr zu Besuch waren? Schnell rief ich die Mailbox ab. Sie war es tatsächlich gewesen. Ich solle mich doch bitte mal melden. Sie hätte es bereits bei meinem Mann auf dem Handy versucht, aber auch ihn nicht erreicht.

Aufgeregt wählte ich ihre Nummer, machte vorher noch fix die Türe meines Büros zu. Schon hörte ich es klingeln. Sie war schnell dran und nach einer kurzen Begrüßung sagte sie:

„Frau König, können sie gerade gut telefonieren?"

„Ja", sagte ich ganz unsicher.

„Wir haben ein Kind für Sie!!!", schallte es durchs Telefon. „Es ist bereits geboren und seine leibliche Mutter hat Sie als Eltern ausgewählt!"

Wow, mir wurde ganz anders! Ich war froh, dass ich gerade saß! Ich zitterte, mir wurde heiß und kalt zugleich! Ich hörte mich verwirrt stammeln: „Aber ich erreiche meinen Mann doch gerade gar nicht…". Denn mein Mann war seit fünf Tagen auf seiner alljährlichen

Tauchreise auf einem Boot weit draußen im Roten Meer und hatte während dieser Woche keinen Handyempfang. Er war somit nicht erreichbar. Wahrscheinlich erst wieder in zwei Tagen. Das konnte doch nicht wahr sein!

Wie durch einen Nebel bekam ich mit, was sie mir erzählte:

Ein Junge wurde vor wenigen Wochen geboren, kerngesund, seine leibliche Mutter könne ihn nicht behalten, da sie selbst noch sehr jung sei. Sie habe deshalb uns als seine Eltern ausgewählt. Momentan sei der Kleine in einer Pflegefamilie und würde auf uns warten, bis wir ihn zu uns holen.

Frau M. merkte, dass ich fürs Erste geplättet war. Nun verstand sie auch, warum sie bei meinem Mann nur die Mailbox erreicht hatte. Ich würde ihm die freudige Nachricht erst einmal gar nicht mitteilen können. Sie fühlte mit mir und sagte: „Nun rufen Sie erst einmal jemanden an, mit dem sie diese freudige Botschaft teilen können. Wir telefonieren gegen Abend noch einmal". Wir verabredeten uns für 19 Uhr zum erneuten Telefonieren.

Da saß ich nun, konnte meinen Mann nicht erreichen und war gerade Mama geworden! Ich sprach ihm sofort auf die Mailbox, er soll sich doch mal dringend melden, wenn er wieder Empfang habe, es wäre aber nichts Schlimmes passiert.

Ich stand auf und konnte es kaum fassen! Tigerte völlig planlos durch mein Büro. Gefühle wie unglaubliche Freude, Ungläubigkeit, Staunen, aber auch eine klitzekleine Portion Angst vor dem was kommen würde.

Natürlich musste ich nun sofort jemanden anrufen! Zu ärgerlich, dass ich meine Freude nicht mit Ralf teilen konnte. Er war gerade ahnungslos im weiten Meer unter Wasser und wusste nicht, dass er bald Papa sein würde.

Mir fielen als nächstes meine Eltern und Andrea ein. Die würden ja total aus dem Häuschen sein! An Arbeit war natürlich erst einmal nicht zu denken. Glücklicherweise wollte gerade auch niemand etwas von mir, sodass meine Türe erst einmal geschlossen blieb. Es gab jetzt weitaus Wichtigeres! Mit zitternden Händen wählte ich die Nummer meiner Eltern. Mein Papa war am Telefon. Ich sagte: „Weißt Du wer gerade angerufen hat... Das Jugendamt... Die haben ein Kind für uns". Mein Papa reagierte so, wie man es sich wünscht. „Das ist ja der Wahnsinn. Toll! Unglaublich! Endlich ist es soweit!" Er war sofort Feuer und Flamme und fragte mich eine ganze Menge. Dabei wusste ich ja selbst noch kaum etwas. Außer, dass es ein Junge war und die Mutter dem Jugendamt bekannt war. Ob der Junge gesund sei und wie sicher es wäre, dass wir ihn bekommen? Ich versprach, mich schnellstmöglich wieder zu melden, wenn ich Näheres wusste.

Als nächstes rief ich Andrea an. Sie war völlig platt als ich es ihr sagte. Sie hatte nicht geglaubt, dass es dieses Jahr noch klappt. Und auch die Frage von ihr, wie sicher es denn nun wäre, dass wir den Kleinen bekommen? Ich ging schon davon aus, dass es sehr sicher sei. Ich merkte ihr die Freude unglaublich an. Sie sagte, sie hätte sich die letzten Jahre so sehr gewünscht, dass wir endlich auch ein Kind bekommen würden. Und nun war es soweit! Ich solle mich auf jeden Fall heute Abend nochmals melden, wenn ich mehr wüsste, das war ihr ein Anliegen.

Alle waren in heller Aufregung und voller Freude! Als nächstes rief ich meine Freundin Kerstin an, mit der ich heute Abend zum Essen verabredet war. Auch sie hatte unsere Adoptionsbemühungen immer fleißig und interessiert mit verfolgt. Mit ihr konnte ich heute Abend ausführlich sprechen und meine Freude mit ihr teilen können. Sie konnte am Telefon kaum glauben, was ich ihr da erzählte und freute sich schon sehr auf den kommenden Abend, an dem ich ihr alles berichten konnte.

Auf meinem Bürostuhl konnte ich nun keinen klaren Gedanken mehr fassen. Ich beschloss für heute nach Hause zu gehen. Sollte sie doch alle denken was sie wollten. Aber hier herumsitzen, das ging beim besten Willen nicht.

Punkt 19 Uhr rief ich Frau M. an. Endlich erfuhr ich etwas mehr. Der kleine Junge war bereits vier Wochen alt und lebte momentan in einer liebevollen Pflegefamilie. Seine leibliche Mutter hatte sich bereits im Vorfeld beraten lassen und sich dann schweren Herzens zu einer Adoption entschieden, da sie die Verantwortung nicht tragen konnte. Sie hatte aber die zukünftigen Eltern auswählen wollen. Und sich dabei für uns entschieden. Was für eine Ehre! Zudem wollte sie uns gerne kennen lernen, um überzeugt zu sein, dass ihr Sohn es gut bei uns haben würde. Mir kamen die Tränen bei diesen Informationen. Was für eine starke Frau!

Frau M. bedauerte natürlich die Situation, dass mein Mann nicht da war. Wir gingen aber beide davon aus, dass auch er sich sehr freuen würde und so stimmten wir gemeinsam den weiteren zeitlichen Ablauf ab. Ralf würde ins kalte Wasser geschmissen werden, wenn er mit dem Flugzeug hier landen würde!

Es sah nämlich nun so aus:

Ralf würde in drei Tagen, also am Donnerstag, wieder hier sein.

Für den Freitag war das Kennen Lernen der leiblichen Mutter geplant.

Sofern sie uns nach wie vor als Eltern bestimmen würde, dürften wir am Dienstag darauf unseren zukünftigen Sohn das erste Mal in der Pflegefamilie besuchen und kennen lernen.

Die Anbahnungsphase in der Pflegefamilie würde dann unmittelbar beginnen. Hieß, dass ich ab diesem Zeitpunkt jeden Tag unseren Sohn besuchen würde, damit er sich an mich gewöhnen konnte.

Frau M. wies mich noch darauf hin, dass ich direkt nach dem Treffen mit der leiblichen Mutter im Büro Bescheid geben sollte. Schließlich durfte ich mich wahrscheinlich bereits in der nächsten Woche um unseren zukünftigen Sohn kümmern und ihn in der Pflegefamilie besuchen.

Irgendwie war ich immer noch wie in Trance. Das war doch hier nicht die Realität?! Von einem auf den anderen Tag würden wir Eltern eines Sohnes werden! Ich konnte es noch immer nicht fassen!

Wie versprochen rief ich nun auch nochmals Andrea an. Sie war noch immer völlig von den Socken, dass sie nun auch endlich Tante werden würde und saugte alle Informationen auf wie ein Schwamm. Wir telefonierten fast eine Stunde miteinander und sie nahm mir auch einige Ängste, die nun doch auf einmal bei mir aufkamen. Irgendwie war ich wohl einfach im Moment total überfordert mit der Situation. Ich war froh, so eine tolle Schwester zu haben!

Den Abend verbrachte ich glücklicherweise in sehr guter Gesellschaft meiner Freundin. Es war sehr wichtig, dass ich an diesem Abend nicht alleine zu Hause war, sondern mit jemandem meine Gefühle austauschen konnte. In der Nacht ging ich zufrieden und glücklich in mein Bett. Schöner wäre es gewesen, meine erste überwältigende Freude mit Ralf teilen zu können. Ich wartete nun sehr gespannt und ungeduldig, wann endlich ein Lebenszeichen von ihm kommen würde. Ich hoffte, dass er am nächsten Tag schon wieder Netz haben und sich melden würde.

Vorbereitungen auf ein Leben zu dritt

Dienstag

Die Nacht über hatte ich gut geschlafen. Der erste Blick am Morgen fiel auf mein Handy. Jedoch war auch über Nacht keine Nachricht von Ralf eingetroffen. Das hieß wohl, dass er noch immer keinen Empfang hatte.

Völlig beflügelt ging ich dann ins Büro. Ich würde wahrscheinlich nur noch ein paar Tage arbeiten! Nachdem ich in der letzten Zeit sowieso auf meinen Job keine großartige Lust mehr gehabt hatte, war mir das sehr recht. Nur vor dem Gespräch mit meinem Chef graute mir noch etwas. Aber erst einmal musste alles soweit in trockenen Tüchern sein.

Abends besuchte ich meine Eltern, um sie über die neusten Entwicklungen zu informieren. Wir sprachen lange und beide freuten sich sehr mit mir, dass wir nun endlich unser Kind bekamen. Hoffentlich ging nun auch alles gut! Alle waren in heller Aufregung, es wäre unfassbar traurig, wenn nun noch etwas schief gehen würde.

Mittwoch

Im Büro bereitete ich schon heimlich meine Übergabe vor, sortierte meine aktuellen Projekte und erledigte die längst fällige Ablage. Trotzdem erwähnte ich in keinster Weise, dass ich in Kürze wohl nicht mehr da sein würde. Es war mir einfach noch zu unsicher.

Am Nachmittag kam dann endlich das lang ersehnte Lebenszeichen von Ralf! Ich war ganz kribbelig, als ich seinen Namen auf dem Handy las. Zittrig nahm ich ab. Er war sofort auf dem richtigen Dampfer. Er konnte unser Glück ebenfalls kaum fassen und wollte natürlich zuerst alles wissen. Aufgeregt erzählte ich alles, was sich die letzten Tage ereignet hatte. Er selbst hatte eins und eins zusammengezählt, als er die Nachricht von Frau M. und meinen aufgeregten Anruf auf seiner Mailbox abgehört hatte. Es war wohl schon spät am Abend gewesen, als er das Unfassbare angenommen hatte, woraufhin er zunächst mit zwei anderen Mit-Tauchern erst einmal einen Schnaps trinken musste.

Nun konnten wir uns endlich gemeinsam über unser Kind freuen. Wir freuten uns wie die Könige, auch wenn wir noch gar nicht viel über unser Kind wussten. Überglücklich verabschiedeten wir uns erst einmal voneinander. Ich konnte es nun kaum erwarten, dass Ralf morgen wieder zuhause sein würde.

Donnerstag

Am späten Nachmittag konnte ich Ralf am Flughafen in Empfang nehmen. Wir fielen uns in die Arme. Unglaublich zu wissen, dass wir bald nicht mehr zu zweit sein würden! Zuhause köpften wir einen Sekt auf unsere Zukunft zu dritt!

Freitag

Ich hatte meine Mittagspause im Büro etwas vorgezogen, denn um 12 Uhr war das Treffen mit der leiblichen Mutter geplant. Wir würden uns im Jugendamt treffen. Ich war unendlich aufgeregt, was für eine Frau es wohl sein würde. Wäre sie mir sympathisch? Ich wünschte es mir sehr! Ralf wartete schon etwas nervös vor dem Eingang. Hand in Hand liefen wir zum Zimmer von Frau M. Die Tür stand offen und da sahen wir sie. Eine ganz liebenswert aussehende hübsche junge Frau, die sehr schüchtern und etwas unsicher wirkte. Klar, auch für sie war das hier kein Spaziergang. Frau M. stellte uns gegenseitig vor, wobei sie nur die jeweiligen Vornamen erwähnte. Da saßen wir nun der Frau gegenüber, die uns als Eltern für ihren Sohn ausgewählt hatte. Wir wurden gebeten etwas über uns zu erzählen. Etwas unsicher fing ich an. Es war schwierig, viel schwieriger als in den anderen Gesprächen, die wir bislang geführt hatten. Irgendwann bekam ich aber die Kurve, übergab dann auch das Wort an Ralf und wir unterhielten uns angeregt. Auch sie wurde anschließend gebeten, uns doch etwas über sich zu erzählen. Sie war mir unendlich sympathisch und sie tat mir ein wenig leid, dass sie in der Notlage war, ihr Kind zur Adoption freizugeben. Nach einer guten halben Stunde beendete Frau M. das Treffen. Wir sollten nun bis Montag entscheiden, ob wir das Kind annehmen möchten. Die leibliche Mutter wiederum sollte bis Montag überlegen, ob sie bei der Entscheidung bleibe, uns als Eltern auszuwählen. Für uns war die Sache klar, auch ohne dass wir den Kleinen überhaupt gesehen hatten!

Montag

Früh am Morgen meldeten wir uns telefonisch bei Frau M. im Jugendamt. Es hatte für uns nichts zu überlegen gegeben. Natürlich wollten wir den kleinen Jungen bei uns aufnehmen! Glücklicherweise hatte sich die leibliche Mutter ebenfalls nicht anders entschieden und so blieb es dabei, dass wir ihn morgen das erste Mal sehen würden!

Nun musste ich dringend im Büro Bescheid geben. Ganz schön schwierig das Unterfangen, da mein Chef einen extrem vollen Terminkalender hatte. Aber immerhin war er heute überhaupt im Haus. Am Nachmittag klopfte ich an seine Tür. Der Termin musste heute klappen, denn morgen sollten wir ja schon zur Pflegefamilie fahren.

„Herr A., ich muss unbedingt heute noch etwas mit Ihnen besprechen", sagte ich kleinlaut. „Kommen Sie rein, ein paar Minuten habe ich", war die Antwort.

„Was ich Ihnen jetzt sage kommt für mich auch sehr plötzlich. Aber ich muss es Ihnen jetzt sagen", fing ich unsicher an. „Mein Mann und ich haben am Montag die freudige Nachricht erhalten, dass wir Eltern werden. Und das nicht erst in neun Monaten, sondern schon in den nächsten Tagen."

Hier machte ich eine kurze Pause und Herr A. sagte sofort: „Sie adoptieren?!"

„Ja, wir adoptieren ein Kind, das Kind ist auch schon da. Es ist ein Junge. Wir hatten eigentlich gar nicht damit gerechnet, da so gut wie keine Kinder zur Adoption freigegeben werden. Deshalb waren wir auch schon im Verfahren für eine Auslandsadoption, speziell Thailand, das hätte noch zwei Jahre gedauert. Dass es jetzt so kam ist für uns natürlich ein absoluter Glücksfall. Mein Mann und ich sind uns auch völlig im Klaren, dass wir dieses Kind aufnehmen werden."

Ich erzählte noch kurz von unseren Behandlungen und

den Bemühungen ein leibliches Kind zu bekommen, dem Adoptionsverfahren und der anvisierten Auslandsadoption. Herr A. hatte Tränen in den Augen, als er sagte: „Dann gratuliere ich Ihnen ganz herzlich, ich freue mich sehr mit Ihnen, toll! Schauen Sie einfach wie es für Sie passt, machen Sie noch eine kurze Übergabe und widmen Sie sich dann voll und ganz ihrem Sohn!" Mit solch einer positiven Reaktion hatte ich nicht gerechnet. Herr A. freute sich von ganzem Herzen mit mir und ließ mir völlig freie Hand, wann mein letzter Tag sein würde. Er war wirklich ein toller und sehr verständnisvoller Chef. Zum Schluss reichte er mir nochmals die Hand und sagte: „Auch viele Grüße an Ihren Mann und nochmals ganz herzlichen Glückwunsch".

Das war geschafft! Nun konnte ich die Kolleginnen und Kollegen informieren. An diesem Tag wurde mehr Sekt getrunken als gearbeitet. Alle freuten sich unendlich mit mir!

Dienstag

Dann kam er, der große Tag. Wir besuchten zum ersten Mal unseren Sohn! Mir war ganz flau im Magen. Wie wirst Du wohl aussehen? Wie wirst Du riechen? Wie wird es sein, Dich im Arm zu halten? Im Auto waren wir beide ganz still. Jeder hing seinen Gedanken nach. Dann war es soweit. Wir waren da. Und wurden herzlich von Frau M. und der Pflegemutter Beate begrüßt.

„Er schläft gerade", sagte Beate. „Aber kommt rein, dann könnt ihr ihn gleich sehen".

Und da lagst Du. Eingepackt mit einem Mützchen auf dem Kopf in einer kleinen Wiege. Wahnsinn! Mir liefen die Tränen herunter, als ich Dich sah. Unser Kind! Unser kleiner Sohn!

Deine leibliche Mutter hatte dir keinen Namen gegeben, da sie dies uns als den zukünftigen Eltern überlassen wollte. Natürlich hatten wir die Tage zuvor bereits Namen diskutiert und uns dann in der Schnelle der Situation für den schönen Namen Maximilian entschieden.

Auch Ralf war überwältigt von seinen Gefühlen. Nun standen wir da, vor unserem Maximilian. Beate nahm den Kleinen aus seinem Körbchen und legte ihn mir in die Arme. Es fühlte sich so wunderbar an. So vollkommen. Es war ein unbeschreibliches Gefühl, ihn im Arm zu halten. Ich wollte ihn nie mehr loslassen, das war mir klar. Nach einigen Minuten gab ich Ralf unseren Sohn in die Arme. Auch er war ganz heiß darauf, den Kleinen zu nehmen und zu spüren. Wir schauten uns an und uns war ohne Worte klar, dass es keinerlei Zweifel gab, warum wir ihn nicht zu uns nehmen sollten.

Nach den ersten aufwühlenden Eindrücken konnten wir uns auch wieder mit Frau M. und Beate unterhalten. Sie hatten glücklicherweise die ersten Momente mit dem Fotoapparat festgehalten. Wir kamen überein, dass am Freitag, also schon in drei Tagen, die Anbahnungsphase beginnen konnte. So hatte ich noch zwei Tage die Gelegenheit mich im Büro zu verabschieden und eine halbwegs ordentliche Übergabe machen zu können. Beate rechnete damit, dass wir Maximilian spätestens zwei Wochen später für immer mit nach Hause nehmen konnten.

Überglücklich, aber auch mit vielen neuen Eindrücken und aufgeregt, was die Zukunft uns bringen würde, verließen wir unseren Sohn an diesem Nachmittag. Schweigend saßen wir im Auto, erst zuhause konnten wir unser Glück fassen. Nun informierten wir nochmals meine Eltern und meine Schwester über den neusten Stand der Dinge. Auch Ralfs Eltern erfuhren nun, dass sie in Kürze

Großeltern werden würden. Alle freuten sich unbändig mit uns und waren gespannt und voller Freude, ihren Enkelsohn kennen zu lernen.

Das Wochenende verbrachten wir mit den Vorbereitungen. Das Kinderzimmer musste eingerichtet werden, wir fuhren zu IKEA mit leerem Auto und rollten vollgeladen bis unters Dach wieder nach Hause, bauten auf, richteten ein. Holten Kisten mit Kinderkleidung von meiner Schwester, die mir zudem eine Liste mitgab an Dingen, die wir unbedingt noch besorgen sollten. Also auch in die Drogerie einmal leer hinein und vollbepackt wieder heraus. Wir erfuhren viel Hilfe von unseren Familien und bekamen von überall her Kleidung, Möbel, Kinderwagen, Dinge, die wir nicht so einfach von heute auf morgen kaufen konnten.

Die Anbahnungszeit verlief problemlos. Ich fuhr jeden Morgen zu unserem geliebten Sohn, kümmerte mich um ihn, ging spazieren, fütterte, wickelte und badete ihn und hatte mit Beate eine großartige Lehrerin, die mich in aller Kürze in die Säuglingspflege einwies. Denn einen Kurs zu diesem Thema hatte ich nie mitgemacht. Mit jedem Tag wurde mir unser Kleiner vertrauter, sodass zwei Wochen später der große Tag kam und wir für immer in ein Leben zu dritt eintauchten. Wir holten unseren Sohn Maximilian nach Hause!

Wir blickten überglücklich und zuversichtlich in die Zukunft, nachdem wir so viele schwierige Situationen gemeinsam gemeistert hatten und freuten uns, unserem Kind ein geborgenes und glückliches Zuhause geben zu können.

Die Adoption ist rechtmäßig vollzogen

Ein paar Tage nach dem ersten Geburtstag von Maximilian hatten wir die Papiere des Gerichts im Briefkasten. Die Adoptionspflegezeit war vorüber. Nun gehörte unser Sohn nicht nur im Herzen, sondern auch auf dem Papier voll und ganz zu uns.

Drei Jahre später...

... war unsere Familie endgültig komplett.

Bereits als Maximilian ein paar Monate bei uns war, wurde uns klar, dass wir gerne ein Geschwisterkind für ihn adoptieren würden. So ließen wir uns erneut auf die Warteliste beim Jugendamt setzen, als Maximilian zwei Jahre alt war. So sahen es die Regeln des Jugendamts vor. Denn zwei Jahre sollte der Altersabstand der Kinder mindestens betragen, sagte uns Frau M.

Wieder hieß es nun warten. Allerdings war diese Wartezeit längst nicht so präsent und schrecklich, als in den vielen Jahren zuvor. Denn wir hatten Maximilian, der unser größtes Glück war. Wir lebten unser Familienleben und rechneten nicht so schnell mit einem erneuten Anruf.

Aber nach knapp einem Jahr Wartezeit sollte es dann wieder soweit sein. Ich stieg gerade ins Auto und wollte vom Baumarkt nach Hause fahren. Maximilian saß in seinem Kindersitz hinter mir. Gemeinsam hatten wir Pflanzen für den Garten gekauft. Da klingelte mein Handy und zeigte die Nummer von Frau M. an. Ganz aufgeregt nahm ich das Telefonat an und hörte Frau M. sagen:

„Frau König, wir haben wieder ein Kind für Sie, es ist ein gesunder Junge!"

Wie beim ersten Anruf auch konnte ich zunächst gar nichts denken. Mir schwirrten viel zu viele Gedanken gleichzeitig durch den Kopf. Ich war voller Freude, Aufregung, Angst und Glück über diese Nachricht, die wieder so unverhofft und plötzlich kam!

Frau M. nannte mir die wichtigsten Details. Der kleine Junge sei vor drei Tagen anonym geboren und dann abgegeben worden. Seine Herkunft sei somit nicht nachvollziehbar. Er sei gesund und munter und würde im Kinderkrankenhaus auf uns warten. Ich solle nun erst einmal mit meinem Mann sprechen und wir würden gegen Nachmittag nochmals telefonieren und alles Weitere besprechen.

Sofort rief ich Ralf an, nachdem ich Maximilian auf seinem Rücksitz erzählt hatte, dass wir schon bald ein kleines Baby zuhause haben würden. Er schaute mich an wie ein Auto! Auch Ralf war sprachlos, dass es nun so schnell gegangen war. Er freute sich unbändig und wir waren uns sofort einig, dass wir morgen früh ins Krankenhaus fahren wollten um unseren zweiten Sohn kennen zu lernen.

Am Nachmittag telefonierten wir nochmals mit Frau M., dann informierten wir unsere Eltern und meine Schwester. Alle waren voller Freude und Aufregung!

Am nächsten Morgen schlossen wir unseren Sohn Niklas überglücklich auf der Neugeborenen-Station des Kinderkrankenhauses in die Arme. Ein kleines winziges süßes unschuldiges Wesen, das ganz alleine auf der Welt war. Uns war sogleich klar, dass er bei uns ein Zuhause finden würde!

Wir hatten genau einen Nachmittag Zeit alles zu organisieren. Meine Schwester kam, wie auch bei der

Vorbereitung auf Maximilian, mit der Kiste an Babykleidung und dem Stubenwagen vorbei, ich machte Großeinkauf in der Drogerie und staubte unseren Kinderwagen aus. Dann hieß es Maximilian darauf vorzubereiten, dass er ab morgen großer Bruder sein würde. Welch eine Dimension für ein knapp dreijähriges Kind!

Zwei Tage nach dem Anruf holten wir Niklas aus dem Krankenhaus ab. Er war kerngesund und wir die glücklichste Familie der Welt!

Zuhause wurden wir von Maximilian und meinen Eltern schon gespannt erwartet. Alle waren neugierig auf den kleinen Zuwachs! Die schönste Geste aber kam von Maximilian. Er schob den Stubenwagen aus dem Wohnzimmer auf den Maxi-Cosi zu und gab Niklas zu verstehen, dass das ab sofort sein Bett sein sollte.

Auch unser zweiter Sohn Niklas wird für immer bei uns bleiben und unser Leben bereichern!

Nachwort

Mit Beginn der ersten Behandlung in der Kinderwunschpraxis hatte ich das Bedürfnis, meine Gedanken, Bedenken und Sorgen niederzuschreiben. Ich nannte es „therapeutisches Schreiben". Dies half mir, die schwere Zeit der Kinderlosigkeit und die damit verbundenen traumatischen Erfahrungen besser zu verarbeiten. Über die ganzen Jahre hinweg hatte ich nach Büchern von Frauen gesucht, die ähnliches erlebt und mitgemacht hatten. Ich fand zwar viele Bücher zum Thema Kinderwunsch auf dem Markt, jedoch drehte sich darin alles um verschiedene Diagnosen, Symptome und Behandlungen. Erfahrungsberichte entdeckte ich jedoch kaum. So entstand nach Ende unseres langen Weges, der für uns so positiv ausging, der Wunsch, selbst ein solches Buch zu schreiben.

Ich möchte damit anderen Menschen Mut machen bis zum Ende durchzuhalten, auch wenn unterwegs immer wieder Rückschläge einzustecken sind. Man ist mit dem Thema „unerfüllter Kinderwunsch" nicht alleine auf dieser Welt. Nur spricht kaum einer darüber. Ich habe auch festgestellt, dass sich viele Menschen, die diese Erfahrung selbst nicht durchmachen mussten, nicht nachvollziehen können, wie man sich in dieser Situation fühlt. Umso hilfreicher ist es, sich auch mit anderen Betroffenen auszutauschen, die in einer ähnlichen Lage stecken.

Wir selbst sind von Anfang an recht offen mit unserem unerfüllten Kinderwunsch umgegangen. Wir sind sehr froh und dankbar, dass unsere Familien und einige enge Freunde uns auf diesem Weg begleitet haben und uns zu jeder Zeit bei unseren Plänen unterstützt haben und ein offenes Ohr für uns hatten. Auch die Internetforen www.wunschkinder.net sowie www.klein-putz.de waren mir eine große Hilfe in dieser schweren Zeit. Sogar wertvolle Freundschaften mit lieben Menschen sind daraus entstanden, die bis heute anhalten.

Das größte Geschenk nach dieser harten Zeit sind allerdings unsere geliebten Kinder, die nicht bei uns wären, hätten wir diesen anstrengenden Weg nicht gemeinsam gemeistert. Daher müssen wir im Nachhinein mehr als dankbar sein, dass es das Schicksal so gut mit uns gemeint hat und uns zu unserem „richtigen" Weg geleitet hat.

Über die Autorin

Tina König hat einen Lebensplan. Heiraten und zwei Kinder zur Welt bringen. Als er zu scheitern droht, beginnt für sie die bisher schlimmste Zeit in ihrem Leben. Viele Jahre verbringen sie und ihr Mann in den Wartezimmern von brechend vollen Kinderwunsch-Praxen. Die zahlreichen Behandlungen zermürben, gehen an die Substanz, die Beziehung droht zu zerbrechen. Freunde um sie herum werden innerhalb kürzester Zeit schwanger, immer mehr Babys im nahen Umfeld erblicken das Licht der Welt. Nur bei Tina König stellt sich keine Schwangerschaft ein.

Nach erfolglosen Jahren der Kinderwunsch-Behandlungen mit vielen Höhen und Tiefen entscheiden sie sich für eine Adoption. Und haben endlich Glück! Nach einiger Wartezeit dürfen sie überglücklich ihren Sohn in den Armen halten. Sie sind froh, den anstrengenden Weg gemeinsam gemeistert zu haben. Tina König lebt mit ihrem Mann und ihren zwei Adoptivkindern in einer Großstadt in Süddeutschland.

Kontakt zu Tina König:
www.tinakoenig.de
mail@tinakoenig.de

Danksagung

An dieser Stelle möchte ich einigen Personen danken, die mir bei der Entstehung dieses Buches hilfreich und unterstützend zur Seite gestanden haben.

Ich danke meinem Mann Ralf dafür, dass er immer fest daran geglaubt hat, dass wir eines Tages eine Familien sein werden. Ohne sein positives Denken hätte ich vielleicht schon früher die Flinte ins Korn geworfen. Ich liebe Dich!

Ich danke meinen Eltern und meiner Schwester, die mir immer zur Seite gestanden haben, vor allem in den äußerst schwierigen Zeiten.

Ich danke Daniela, Geli, Dagy und Anne, die mein Buch noch in der Rohfassung gelesen haben und mir dadurch zahlreiche Tipps, Input und Ideen lieferten.

Und nicht zuletzt danke ich meinen Kindern, ohne deren Dasein ich das Buch sicher nicht bis zum Ende geschrieben und veröffentlicht hätte. Ich liebe Euch!